国医养生堂

居家必备

保健必知的100种
国药常识

李兴广◎编著

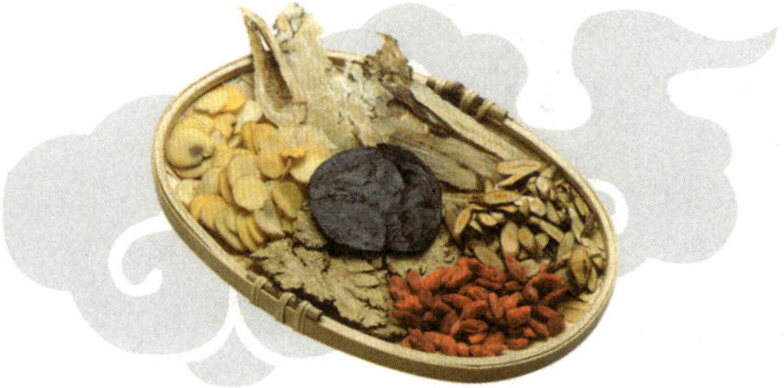

山西出版传媒集团
山西科学技术出版社

目录
contents

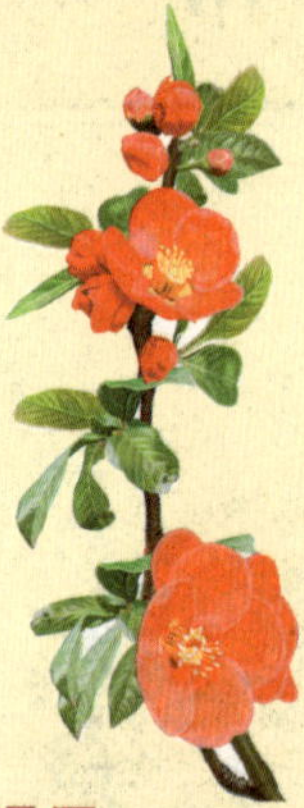

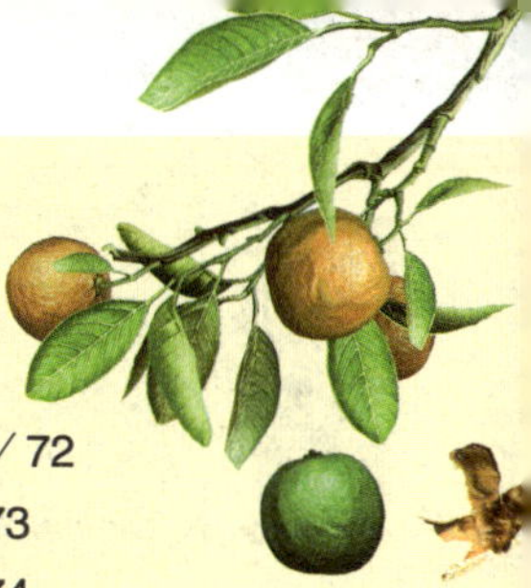

特别提示：在使用书中介绍的方法之前，必须到医院进行诊断，并在医生指导下使用。

麻黄

别名：龙沙、卑相、卑盐、狗骨

《本草纲目》记载麻黄："散赤目肿痛，水肿，风肿，产后血滞。"《神农本草经》记载麻黄："主治中风、伤寒头痛、温疟。发表出汗，去邪热气，止咳逆上气，除寒热，破坚积聚。"

性味归经

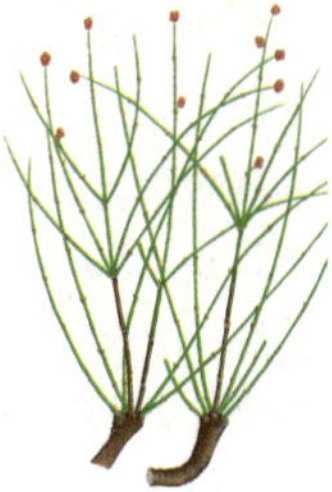

辛、微苦，温。归肺、膀胱经。

传统功用

❶ **发汗解表**：用于外感风寒、恶寒无汗、发热头痛、脉浮而紧的感冒重证。

❷ **宣肺平喘**：用于肺气壅遏的喘咳实证。

❸ **利水消肿**：用于水肿、小便不利兼有表证的风水证。

用量用法

煎服，2～9克。凡表虚自汗、阴虚盗汗及肺肾虚喘患者当慎用。

应用指南

✤治疗流感初起

麻黄2份，甘草1份，共为细末。成人每次6克，小儿酌减，温开水送下。一服汗出热退，勿再服。

✤治疗小儿腹泻

麻黄2～4克，前胡4～8克，水煎后稍加白糖频服，每日一剂。

✤治疗冻疮

麻黄、附子、细辛各25克，大黄、生姜各15克，桂枝10克，制成酊剂，用棉签蘸取小心涂于患处。

薄荷

别名：蕃荷菜、南薄荷、猫儿薄荷、升阳菜、薄苛、夜息花

《本草纲目》记载薄荷："利咽喉、口齿诸病。治瘰疬、疮疥、风瘙瘾疹。"

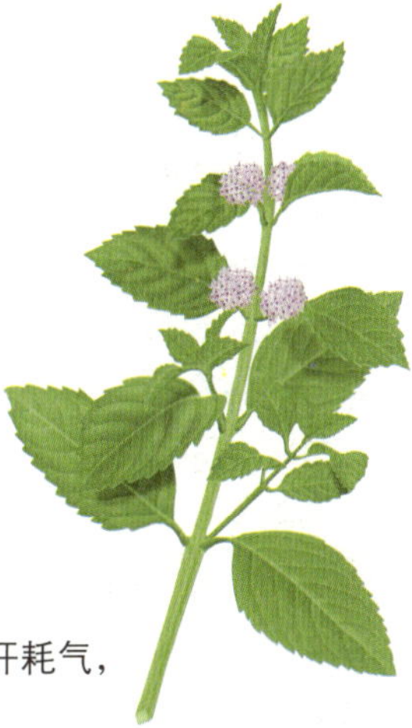

性味归经

辛，凉。归肺、肝经。

传统功用

❶ 发汗解表：用于外感风寒、恶寒无汗、发热头痛、脉浮而紧的感冒重证。

❷ 宣肺平喘：用于肺气壅遏的喘咳实证。

❸ 利水消肿：用于水肿、小便不利兼有表证的风水证。

用量用法

煎服，3～6克，宜后下。本品芳香辛散、发汗耗气，故体虚多汗者不宜使用。

应用指南

治疗口臭

丁香、厚朴各1克，薄荷0.5克，金银花1.5克，加水煎成50毫升药液，分数次漱口，每日2～3次。

药理作用

促进汗腺分泌；解热，镇痛；兴奋中枢神经系统；消炎，止痛，止痒；解除肠道平滑肌痉挛；抗肝损伤，促进胆汁分泌；抗早孕；祛痰；抗病原微生物等。

决明子

别名：草决明、羊明、羊角、还瞳子、假绿豆、马蹄子、羊角豆、野青豆、猪屎蓝豆、羊尾豆

《神农本草经》记载决明子："主治青盲、目淫肤赤白膜、眼赤痛、泪出。"

性味归经

甘、苦、咸，微寒。归肝、肾、大肠经。

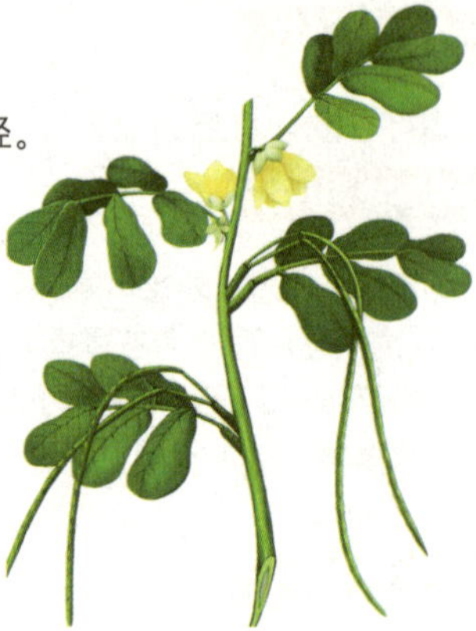

传统功用

❶ **清肝明目**：用于肝热目赤、风热目赤及肝肾阴虚、目暗不明等。

❷ **润肠通便**：用于肠燥便秘。

此外，本品常用于治疗肝阳上亢型高血压。

用量用法

煎服，9 ~ 15 克。气虚便溏者不宜用。

应用指南

✤治疗高脂血症

决明子 50 克，水煎服，每日 2 次。

✤治疗阴道炎

决明子 30 克，加水煮沸后熏洗外阴及阴道，每日一次，每次 15 ~ 20 分钟，10 天为一个疗程。

✤明目降压

决明子 30 克，金银花 15 克，杭菊花 15 克，冲泡饮用，每日一次。

栀子

别名：木丹、鲜支、卮子、越桃、山栀子、黄荑子、黄栀子

《本草纲目》记载栀子："治吐血衄血、血痢下血、血淋、损伤瘀血及伤寒劳复、热厥头痛、疝气、烫火伤。"

性味归经

苦，寒。归心、肝、肺、胃、三焦经。

传统功用

❶ **泻火除烦：**用于外感热病，邪郁上焦，心胸烦闷不眠，火毒炽盛，高热烦躁，神昏谵语等。

❷ **清利湿热：**用于肝经湿热郁火，心烦易怒，胁痛口苦，湿热黄疸及湿热下注、热淋涩痛等。

用量用法

煎服，3～10克；外用，生品适量，研末调敷。脾虚便溏者不宜用。

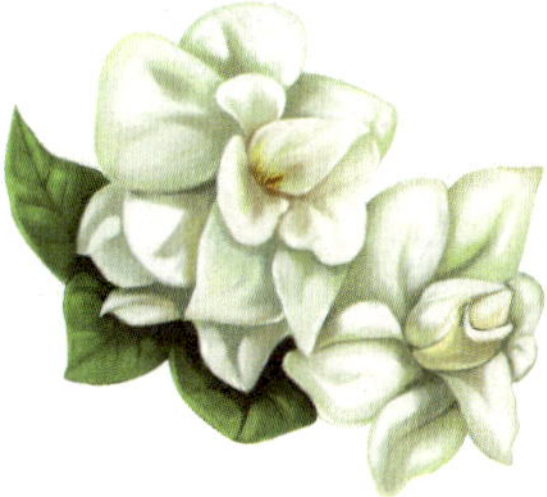

应用指南

✤治疗急性胃肠炎

栀子9克，紫金皮15克，青木香6克，炒黑存性，加蜂蜜15克，水煎，分2次服。

✤防治尿血

鲜栀子60克，冰糖30克，水煎服。

✤治疗小便不通

栀子仁27枚，盐少许，独颗蒜1枚，捣烂，摊纸上贴脐，或涂阴囊上。

黄连

别名：王连、支连

《本草纲目》记载黄连："去心窍恶血，解服药过剂烦闷及巴豆、轻粉毒。"《名医别录》记载黄连："主五脏冷热，久下泄脓血，除水利骨，调胃厚肠，益胆，疗口疮。"

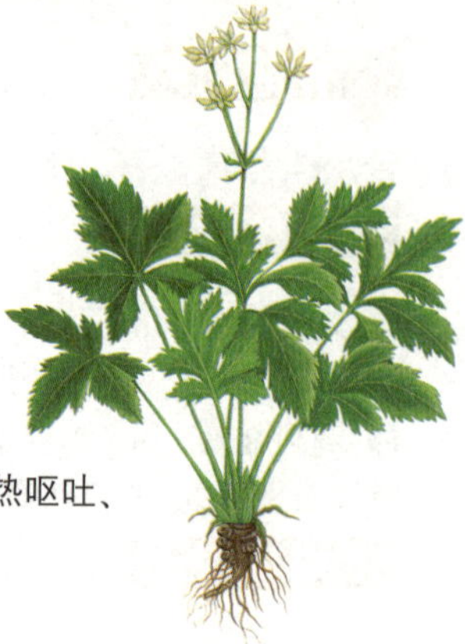

性味归经

苦，寒。归心、胃、肝、大肠经。

传统功用

❶ 泻火解毒：用于心火亢盛之烦躁、失眠及高热神昏谵语等，及痈肿疔毒、口舌生疮、目赤肿痛等。

❷ 清热燥湿：用于湿热下痢、发热、胃热呕吐、反酸灼心等证，外用于湿疹、湿疮等。

用量用法

煎服，2～5克；外用适量。本品性寒，味苦，久服会伤胃。

应用指南

治疗胆石症

黄连3克，黄芩9克，枳壳9克，木香、大黄各6克，每日一剂，分2～3次，温服。

治疗烫伤

黄连适量研末，调茶油擦于患处。

治疗感冒发热

茶油黄连6～9克，水煎服。

龙胆

别名：陵游、草龙胆、龙胆草、苦龙胆草、地胆草、胆草、山龙胆、四叶胆

《本草纲目》记载龙胆："疗咽喉痛、风热盗汗。"《神农本草经》记载龙胆："主治骨间寒热、惊痫邪气，续绝伤，定五脏，杀蛊毒。"

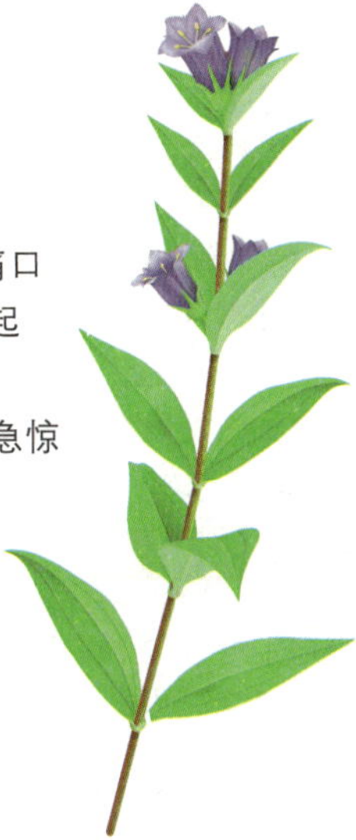

性味归经

苦，寒。归肝、胆、膀胱经。

传统功用

❶ 清热燥湿：用于肝胆经湿热郁火、胁痛口苦、目赤耳鸣及湿热黄疸，及下焦湿热引起的热淋涩痛、湿热带下、阴部湿痒。

❷ 清肝泻火：用于肝经实火、热极动风、急惊抽搐等。

用量用法

煎服，3～6克。脾胃虚寒、阴虚津伤者慎用。

应用指南

治疗阴囊汗出

龙胆、杜仲、龙骨、牡蛎、生黄芪、五味子各等份，水煎服。

治疗肝炎

龙胆、丹参、川芎、大黄各等份，水煎服。

药理作用

抗肝损伤，促进胆汁分泌；抗炎，抗过敏，抗病原微生物；增强消化功能；降温，镇静，抗惊厥，降血压等。

金银花

别名：忍冬花、银花、鹭鸶花、双花、二花、金藤花、双苞花、金花、二宝花

《滇南本草》记载金银花："清热，解诸疮、痈疽发背、无名肿毒、丹瘤瘰疬。"

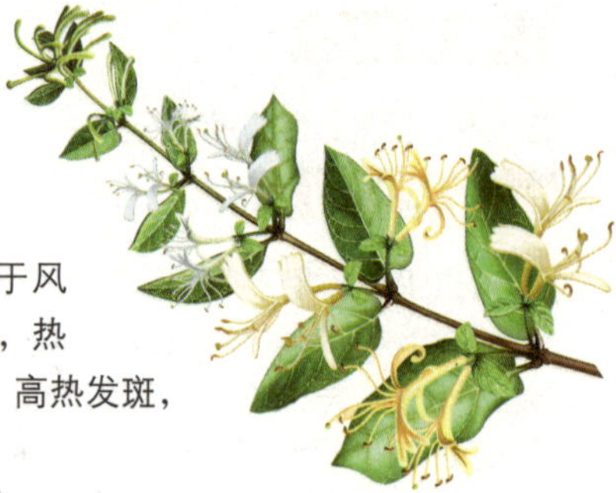

性味归经

甘，寒。归肺、心、胃经。

传统功用

❶ **清热解毒，疏散风热：** 用于风热感冒或温病初起、邪在卫分，热入气分、壮热烦渴或血分实热、高热发斑，热毒疮疖及肺痈、肠痈。

❷ **凉血止痢：** 用于热毒血痢等。

用量用法

煎服，6～15克；或入丸、散；外用研末调敷。脾胃虚寒及气虚疮疡脓清者忌用。

应用指南

✤治疗多发性疖肿

金银花15克，蒲公英20克，菊花、地丁各10克，甘草6克，水煎服。

✤治疗乳腺炎

金银花45克，鹿角霜15克，王不留行12克，黄酒一杯为引，水煎服。

✤治疗感冒

金银花、连翘混合磨成粗末，每服18克，清水煎服。

绿豆

别名：青小豆

《本草纲目》记载绿豆："治痘毒，利肿胀。""煮食，消肿下气，压热解毒。生研绞汁服，治丹毒烦热风疹、药石发动、热气奔豚。"

性味归经

甘，寒。归心、胃经。

传统功用

❶ **清热解毒**：用于痈肿疮毒等，内服、外用均可；还可用于服巴豆、附子等辛热毒烈之剂中毒、烦躁闷乱、呕吐口渴者。

❷ **消暑利尿**：用于暑热烦渴、汗多尿少、水肿、小便不利。

用量用法

煎服，15～30克；外用适量。

应用指南

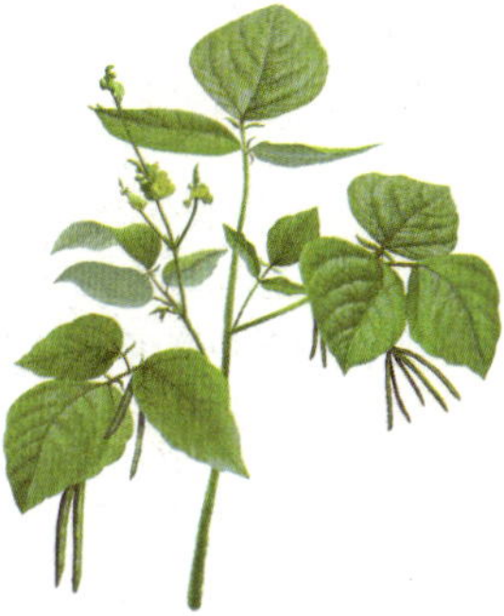

治疗中暑

绿豆30～60克，煮烂后加大米30～60克，煮粥食用。

治疗慢性前列腺炎

绿豆50克，车前子60克，陈皮15克，通草10克，高粱米100克。将车前子、陈皮、通草用纱布包好，煮汁去渣，再入绿豆和高粱米煮粥，空腹服，连服数日。

治疗高血压

绿豆、海蜇各50克，加水熬成汤，内服。

生地黄

别名：干地黄、生地、地黄

《本草纲目》记载地黄："解诸热，通月水，利水道。捣贴心腹，能消瘀血。"

性味归经

甘、苦，寒。归心、肝、肺经。

传统功用

❶ **清热凉血**：用于热入营血、高热谵语、舌绛而干，血热动血、吐衄、尿血、崩漏，热病后期津伤发热、阴虚内热。

❷ **养阴生津**：用于热病伤阴、口干口渴、舌红无苔，内热消渴、烦渴多饮，热伤阴液、肠燥便秘。

用量用法

煎服，生地黄 9 ～ 15 克，鲜地黄 12 ～ 30 克。本品性寒而滞，脾虚湿滞、腹满便溏者不宜使用。

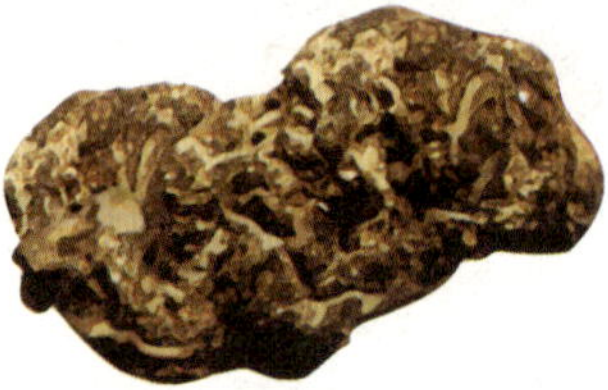

应用指南

治疗胃癌

生地黄、北沙参各 15 克，麦冬、石斛、天花粉、玉竹、竹茹各 9 克，诃子肉 4.5 克，蜂蜜一食匙，水煎服。能养阴生津，宜于胃癌之伴有心烦口干、脘中灼热等阴津枯竭者使用。

治疗热毒斑疹

生地黄 30 克，赤芍药 12 克，牡丹皮 9 克，水牛角 3 克，水煎，每日一剂，分 3 次服。

玄参

别名：重台、正马、玄台、鹿肠、鬼藏、黑参、野脂麻、元参

《本草纲目》记载玄参："滋阴降火，解斑毒，利咽喉，通小便血滞。"

性味归经

甘、苦、咸，寒。归肺、胃、肾经。

传统功用

❶ 凉血解毒：用于热入营血、舌绛而干，气血两燔、热毒发斑，热陷心包、高热神昏，风热上攻、咽喉肿痛，热毒疮疡、红肿热痛，瘰疬痰核。

❷ 滋阴降火：用于阴虚火旺、咽肿咯血、骨蒸劳热，热病伤阴、心烦不眠、口渴舌绛。

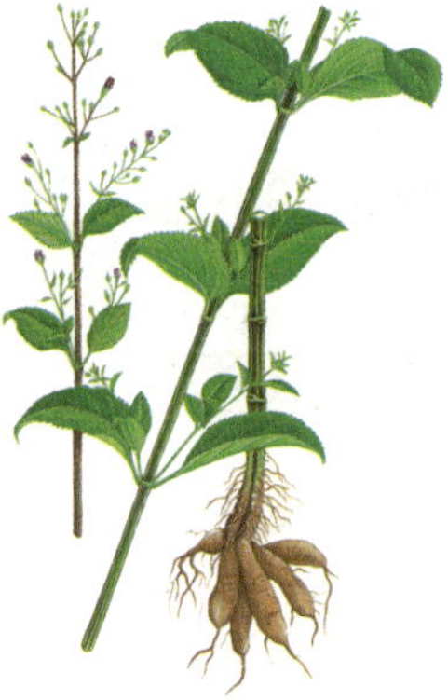

用量用法

煎服，9～15克。本品性寒而滞，脾胃虚寒、食少便溏者不宜服用。反藜芦。

应用指南

✤治疗便秘

玄参12克，泡水喝。

✤治疗白血病

玄参、生地黄各12克，水牛角30克，牡丹皮9克，当归、天冬、麦冬、大青叶各15克，黄精、蚤休各30克，水煎，分3次服。能使发热、出血、头昏、心慌等症状部分或完全缓解，延长生存期。

地骨皮

别名：杞根、地骨、地辅、枸杞根

《本草纲目》记载地骨皮："去下焦肝肾虚热。"《日华子本草》记载地骨皮："除烦益志，补五劳七伤，壮心气，去皮肤骨节间风，消热毒，散疮肿。"

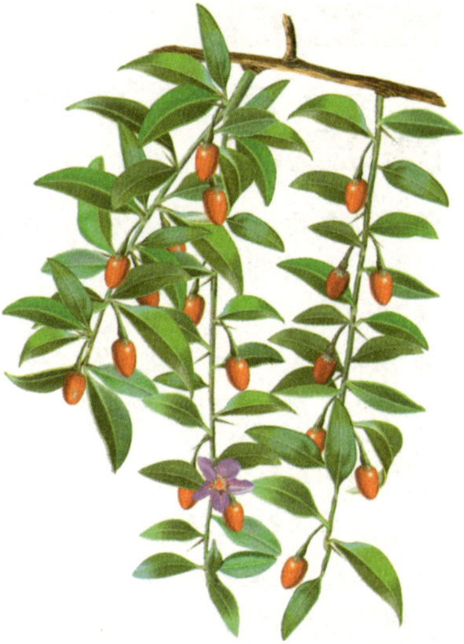

性味归经

甘，寒。归肺、肝、肾经。

传统功用

❶ 凉血退蒸：用于阴虚发热及有汗骨蒸，血热妄行、吐血、衄血。

❷ 清泄肺热：用于肺热喘咳。

此外，还可用于内热消渴及虚火牙痛。

用量用法

煎服，6 ~ 15 克。

应用指南

治疗糖尿病

地骨皮 30 克，桑白皮 15 克，麦冬 10 克，面粉适量，取地骨皮、桑白皮、麦冬放入沙锅浸泡 20 分钟，煎 20 分钟，去渣取汁，面粉调成糊，共煮为稀粥，随意饮用或佐食。

治疗哮喘

地骨皮、南沙参、苦杏仁、玄参、女贞子、墨旱莲各 10 克，甘草 3 克，蜜炙麻黄 5 克，蜜炙紫菀 12 克，水煎服。

虎杖

别名：苦杖、斑杖、酸桶笋、酸杆、黄地榆、土地榆、雄黄连、蛇总管

《本草纲目》记载虎杖："研末酒服，治产后瘀血血痛，及坠扑昏闷有效。""烧灰，贴诸恶疮，焙研炼蜜为丸，陈米饮服，治肠痔下血（苏颂）。"

性味归经

微苦，微寒。归肝、胆、肺经。

传统功用

❶ **利湿退黄，清热解毒**：用于湿热黄疸、热淋、热结便秘等，外用治疗疮疡肿毒、毒蛇咬伤等。

❷ **祛痰止咳，活血化瘀**：用于肺热咳嗽、闭经、痛经等；外用治疗跌打损伤及火烧伤等。

❸ **泄热通便**：用于热结便秘。

用量用法

煎服，9～15 克。外用适量，制成煎液或油膏涂敷。孕妇慎用。

应用指南

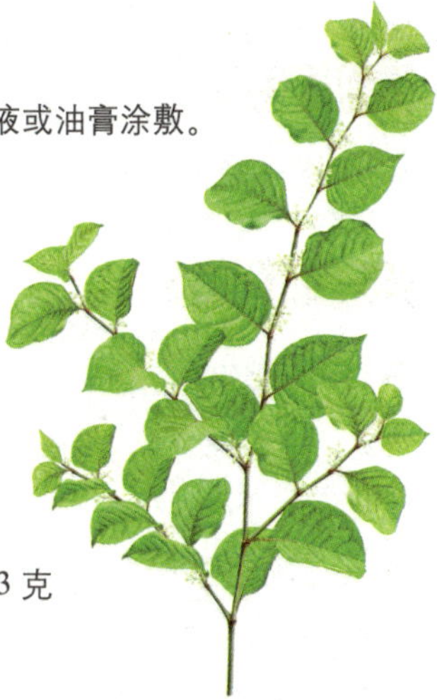

✤治疗痛经

虎杖、香附各 12 克，乳香、没药各 9 克，水煎服。

✤治疗跌打瘀肿

虎杖 30 克，煎浓汁，以半量冲三七 3 克内服，半量外涂患处。

大黄

别名：将军、锦纹、锦纹大黄、川军、黄良、火参、肤如

《本草纲目》记载大黄："主治下痢赤白、里急腹痛、小便淋沥、实热燥结、潮热谵语、黄疸、诸火疮。"

性味归经

苦，寒。归脾、胃、大肠、肝、心经。

传统功用

❶ 泄热通便：用于胃肠实热积滞、高热谵语、腹痛便秘，寒积内停、腹满刺痛、便秘，湿热痢疾、里急后重。

❷ 凉血解毒：用于血分实热、迫血妄行、吐衄，实火热毒所致咽肿、目赤、牙痛、疮疡，肠痈腹痛等。

❸ 破血逐瘀：用于瘀血闭经、癥瘕积聚、外伤瘀肿等，外用可治水火烫伤。

用量用法

煎服，5～15克，用于泻下，不宜久煎。妇女怀孕、月经期、哺乳期忌用。

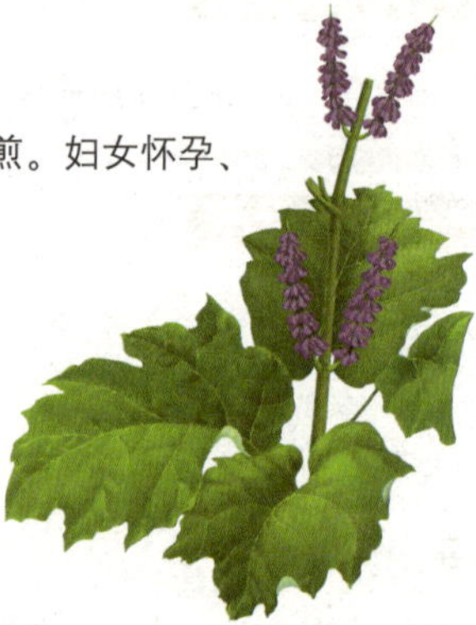

应用指南

✤治疗热积便秘

大黄、枳实各9克，厚朴6克，芒硝15克，水煎，分2次服。

✤治疗乳痈肿痛

大黄、甘草各30克，研末，以酒熬成膏，摊纸上，贴于患处，每日一次，连用3天。

芒硝

别名：芒消、盆硝

《本草纲目》记载芒硝："治伏暑伤冷、霍乱吐利、五种淋疾、女劳黑疸、心肠疗痛、赤眼、头痛、牙痛。"

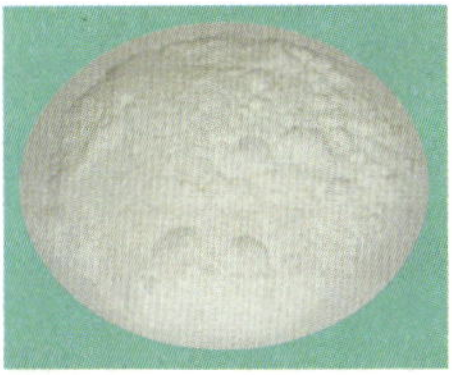

性味归经

咸、苦，寒。归胃、大肠经。

传统功用

❶ **泄热通便，软坚润燥**：用于胃肠实热积滞、大便燥结、发热腹满，水热互结、腹满硬痛、发热便秘者。

❷ **清火消肿**：用于目赤肿痛、咽喉肿烂、疮疡、乳痈、痔疮、肠痈等，多外用，或洗，或敷。

用量用法

煎服，6～12克。一般不入煎剂，宜冲入药汁内或开水溶化后服；外用适量。孕妇及哺乳期妇女忌用。

应用指南

治疗急性单纯性阑尾炎

芒硝、大黄、枳实、桃仁、牡丹皮、川楝子、木香、延胡索各10克，厚朴15克，金银花、败酱草、冬瓜子各30克，甘草5克，水煎服。

治疗神经性皮炎

芒硝100克，凡士林适量，调成膏状，涂于患处，每日2次。

治疗便秘

芒硝6～15克，以开水溶化后服。

番泻叶

别名：泻叶、泡竹叶

《饮片新参》记载番泻叶："泄热，利肠府，通大便。"

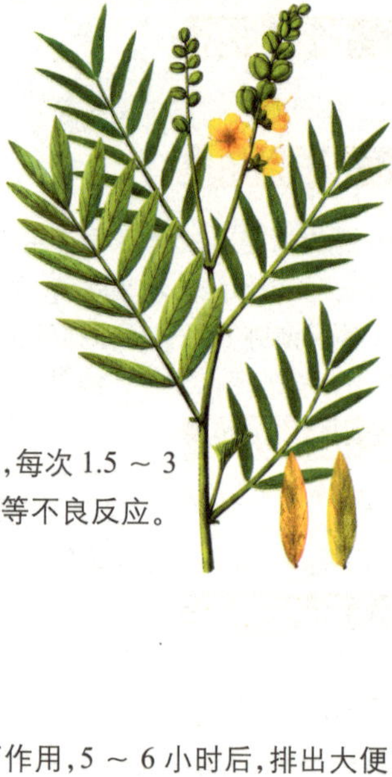

性味归经

甘、苦，寒。归大肠经。

传统功用

❶ **泻下导滞**：主治热结便秘、习惯性便秘，多单用泡服。

❷ **行水消胀**：用于水肿腹胀。

用量用法

煎服，5 ~ 9 克，宜后下；或开水泡服，每次 1.5 ~ 3 克。剂量过大，有恶心呕吐、腹痛等不良反应。孕妇、哺乳期及月经过多者忌用。

应用指南

✤治疗便秘

番泻叶 1 ~ 3 克，开水泡服，起缓下作用，5 ~ 6 小时后，排出大便，习惯性便秘及老年便秘、体虚便秘等均可按此量泡服；若 5 ~ 10 克，开水泡服即起攻下作用，引起水泻，常用于肠镜检查前的肠道清洁。

药材性状

尖叶番泻：小叶片呈广披针形或长卵形，长 2 ~ 4 厘米，宽 0.7 ~ 1.2 厘米；叶端尖或微凸，全缘，叶基不对称，上面浅绿色，下面灰绿色，微有短毛；质地较薄脆，微呈革质状。

芦荟

别名：卢会、讷会、象胆、奴会、劳伟

《全国中草药汇编》记载芦荟："主治肝经实热头晕、头痛、耳鸣、烦躁、便秘。"

性味归经

苦，寒。归肝、大肠经。

传统功用

❶ **泄热通便**：用于热结便秘、目赤头痛、烦躁不眠；还可用于习惯性便秘，属肠胃有热者。

❷ **清肝**：用于肝经实火、惊风抽搐，兼烦躁易怒、耳鸣耳聋、大便秘结者。

❸ **杀虫疗疳**：用于虫积腹痛、小儿疳积、面黄肌瘦；外用可治癣疮。

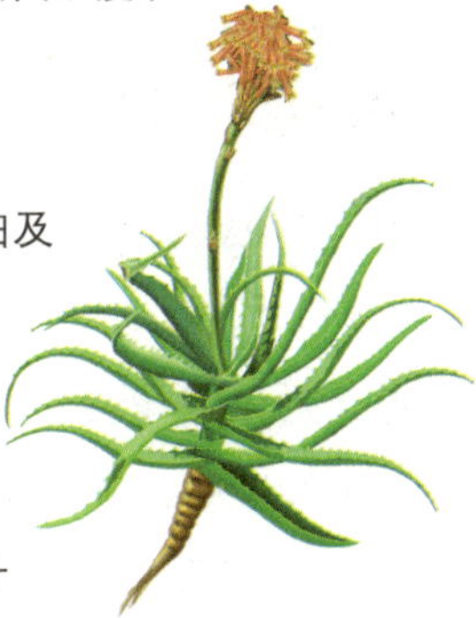

用量用法

入丸散服，每次 1 ～ 2 克。外用适量。孕妇及脾胃虚寒者忌用。

应用指南

治疗痤疮

在普通膏剂化妆品中加入芦荟天然汁 5% ～ 7%，每日擦患处 1 ～ 3 次。

治疗便秘

把洗净的芦荟切成 8 毫米厚的薄片，放入锅中，加水没过芦荟，用小火煮熟后滤出芦荟饮用。

火麻仁

别名：麻子、麻子仁、大麻子、大麻仁、白麻子、火麻子

《本草纲目》记载火麻仁："利女人经脉，调大肠下痢；涂诸疮癞，杀虫；取汁煮粥食，止呕逆。"

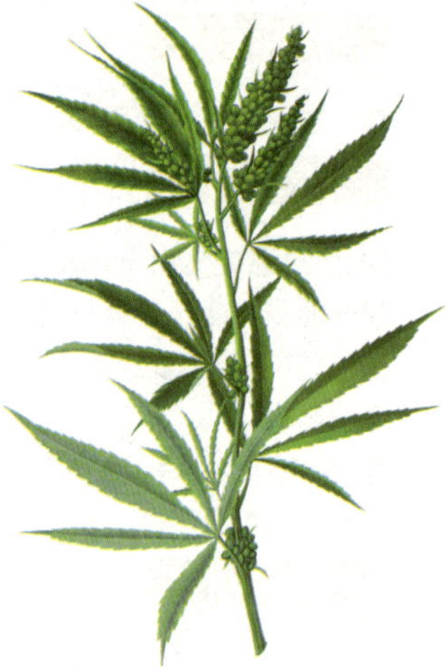

性味归经

甘，平。归脾、大肠经。

传统功用

润肠通便：用于津血亏虚、肠燥便秘等。

用量用法

煎服，9～15克。宜打碎入煎。肠滑泄泻者忌服。

应用指南

✤治疗便秘

火麻仁、苦杏仁、大黄、枳实、厚朴、白芍药各10克，水煎服。

✤治疗须发早白

火麻仁150克，枸杞子500克，生地黄、胡麻仁各300克，糯米1500克，酒曲120克，制成药酒，口服，每次适量饮用，以不醉为度，每日3次。

✤治疗小儿习惯性便秘

火麻仁、枳实、杏仁、厚朴各10克，芍药、当归、焦四仙各6克，大黄、陈皮各5克，郁李仁3克，甘草1克，水煎服。

郁李仁

别名：郁子、郁里仁、李仁肉

《本草纲目》记载郁李仁：“能下气利水。”《神农本草经》记载郁李仁：“主大腹水肿，面目四肢水肿，利小便水道。”“破癖气，下四肢水，酒服四十九粒，能泻结气。”

性味归经

辛、苦、甘，平。归大肠、小肠经。

传统功用

❶ 润肠通便：用于津伤肠燥、大便不通，兼有气滞腹胀者更佳。

❷ 利水消肿：用于脚气水肿及水肿腹满者。

用量用法

煎服，6～12克。孕妇慎用。

应用指南

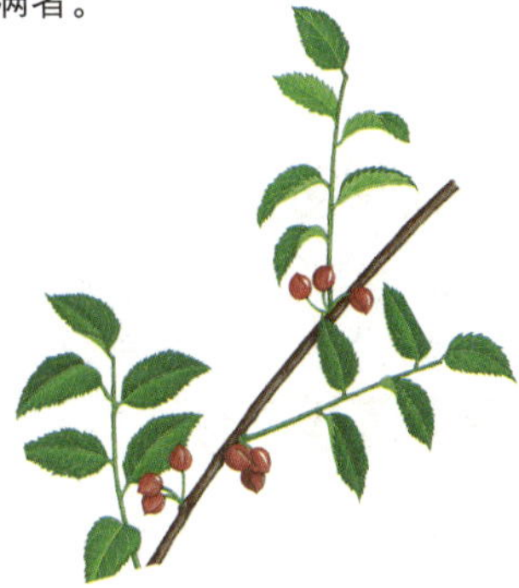

治疗老年性便秘

郁李仁10克，大米50克。先将郁李仁捣烂，水煎汁，加大米煮为稀粥服食，每日2次，连续3～5日。

治疗便血

郁李仁8克，鸡蛋1个，藕汁适量。鸡蛋开口，将郁李仁与藕汁调匀，装入鸡蛋内，湿纸封口，蒸熟即可。每日2次，每次一剂。

药理作用

泻下、抗炎、镇痛等。

牵牛子

别名：黑丑、白丑、黑牵牛、白牵牛、草金铃、金铃

《本草纲目》记载牵牛子："逐痰消饮，通大肠气秘风秘，杀虫。"

性味归经

苦，寒；有毒。归肺、肾、大肠经。

传统功用

❶ 泻下逐水：用于水饮停蓄、水肿胀满、二便不通的实证，热结便秘、气滞腹胀者。

❷ 杀虫消积：用于蛔虫腹痛，适当配伍可治疗多种肠道寄生虫病。

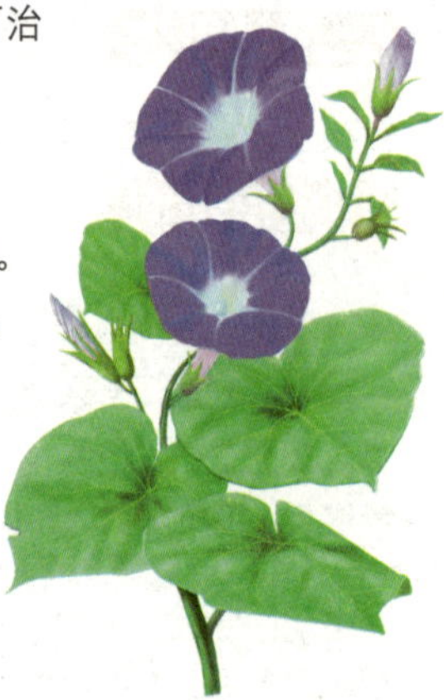

用量用法

煎服，3 ~ 9 克；入丸散服，每次 1.5 ~ 3 克。体虚及孕妇忌用。不宜与巴豆、巴豆霜同用。

应用指南

✤治疗急慢性肝硬化腹水

牵牛子与大腹皮、大黄、厚朴、八月札等配伍应用。

✤治疗虫积腹痛

牵牛子、槟榔各 120 克，雷丸、木香各 30 克，共研细末，另用苦楝皮、皂角刺各 15 克，茵陈 30 克，切碎，煎浓汁，制为绿豆大的丸。每服 9 克，小儿 3 ~ 6 克，空腹糖水送服。连服 3 日，能驱一切虫积。

巴豆

别名：刚子、江子、老阳子、双眼龙、猛子仁、巴果

《本草纲目》记载巴豆："治泻痢、惊痫、心腹痛、疝气、风、耳聋、喉痹、牙痛，通利关窍。"

性味归经

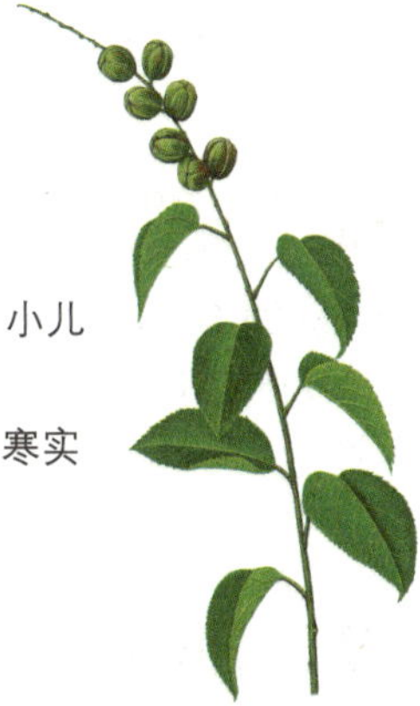

辛，热；有大毒。归胃、大肠、肺经。

传统功用

❶ 峻下冷结：用于冷结便秘、腹满胀痛，小儿乳食积滞、痰多惊悸。

❷ 祛痰逐水：用于水肿胀满、二便不通，寒实结胸、痰涎壅盛、胸膈窒闷、肢冷汗出。

❸ 蚀疮排脓：用于痈肿脓成不溃。

用量用法

入丸散服，每次 0.1 ~ 0.3 克，大多制成巴豆霜用，以降低毒性，外用适量。不宜与牵牛同用。体虚及孕妇忌用。服巴豆时，不宜食热粥、开水等热物，以免加剧泻下。

应用指南

✤治疗皮肤癌

巴豆 30 粒，雄黄 12 克，轻粉 6 克。先将巴豆入麻油中煎黑，去豆，以油调雄黄、轻粉研匀的粉末，每日涂搽患处 3 次，至癌灶坏死脱落。

✤治疗肝硬化腹水

巴豆霜 3 克，轻粉 1.5 克，用三层纱布包好，贴敷脐上，再用敷料固定，经 1 ~ 2 小时感觉刺激瘙痒时取下。能致腹泻，如不泻可再敷。

陈皮

别名：橘皮、贵老、黄橘皮、红皮、橘子皮、广陈皮、新会皮

《本草纲目》记载陈皮："疗呕秽反胃嘈杂，时吐清水，痰痞，痎，大肠闭塞，妇人乳痈。入食料，解鱼腥毒。"

性味归经

苦、辛，温。归肺、脾经。

传统功用

❶ **理气健脾：**用于脾胃气滞、脘胀呕恶、食少纳呆，湿浊中阻、脘痞呕逆、胸闷苔腻，适当配伍还可用于脾胃虚弱、食少纳呆、肝强乘脾、腹痛腹泻。

❷ **燥湿化痰：**用于湿痰壅滞、咳嗽痰多、纳呆呕逆等。

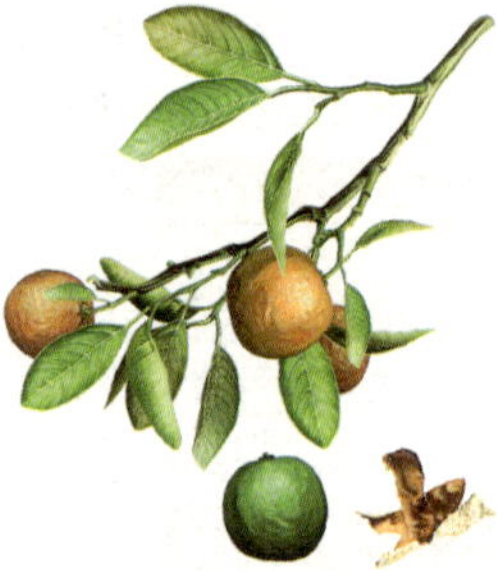

用量用法

煎服，3 ~ 9 克。

应用指南

治疗脘腹胀满

陈皮与枳实、白术、木香、姜半夏等配伍应用，水煎服。

治疗咳嗽痰多

陈皮与白术、半夏、茯苓、石韦、甘草等配伍应用，水煎服。

药理作用 促进消化液分泌，抗胃溃疡；抗肝损伤；促进胆汁分泌；祛痰，平喘；增强心肌收缩力，扩张冠脉，降血压；抗炎；缩短凝血时间等。

枳实

别名：鹅眼枳实

《名医别录》记载枳实："除胸胁痰癖，逐停水，破结实，消胀满，心下急痞痛逆气，胁风痛，安胃气，止溏泄，明目。"

性味归经

苦、辛，微寒。归脾、胃、大肠经。

传统功用

❶ **破气导滞**：用于胃肠实热积滞、腹痛胀满，食积不消、食少嗳腐、脘腹胀满。

❷ **化痰消痞**：用于痰湿中阻、胸闷痞满、纳呆倦怠等，胸阳不振、寒痰阻滞、胸痹绞痛。

用量用法

煎服，3 ~ 9 克，大剂量可用至 30 克。脾胃虚弱者及孕妇慎用。

应用指南

治疗浅表性胃炎

枳实、黄连、半夏、厚朴、人参、白术、茯苓、麦芽各 10 克，生姜、炙甘草各 6 克，水煎服。

治疗便秘

枳实 6 ~ 10 克，水煎服。现代药理研究表明，枳实可以促进肠蠕动，弛缓肠平滑肌，故老年人不宜过量服用。

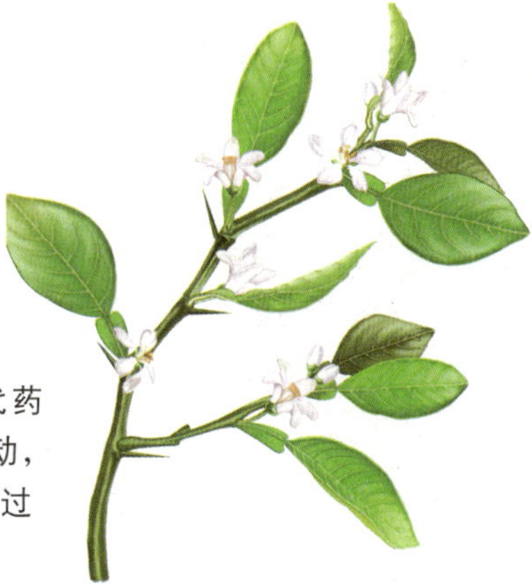

檀香

别名：白檀、檀香木、真檀

《本草纲目》记载檀香："治噎膈吐食。又面生黑子，每夜以浆水洗拭令赤，磨汁涂之，甚良。"

性味归经

辛，温。归脾、胃、肺经。

传统功用

理气调中，散寒止痛：用于寒凝气滞所致的胸腹疼痛及胃寒作痛、呕吐清水等。此外，近年多用于气滞血瘀之胸痹、心绞痛等。

用量用法

煎服，2～5克，宜后下；入丸散，1～3克。

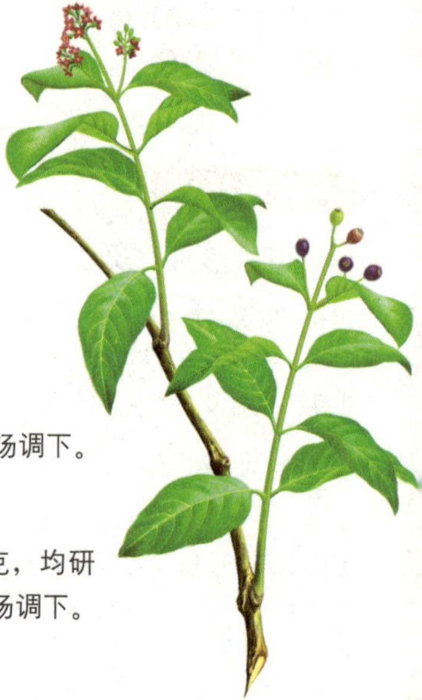

应用指南

✤治疗心腹诸痛

檀香、砂仁各4.5克，丹参30克，水煎服。

✤治疗心腹冷痛

檀香9克，研为极细末，干姜15克，泡汤调下。

✤治疗霍乱

檀香、广藿香、木香、肉桂各4.5克，均研为极细末，每用3克，炒姜15克，泡汤调下。

玫瑰花

别名：徘徊花、笔头花、湖花、刺玫花、刺玫菊

《本草纲目拾遗》记载玫瑰花：“和血行血，理气，治风痹。”

性味归经

甘、微苦，温。归肝、脾经。

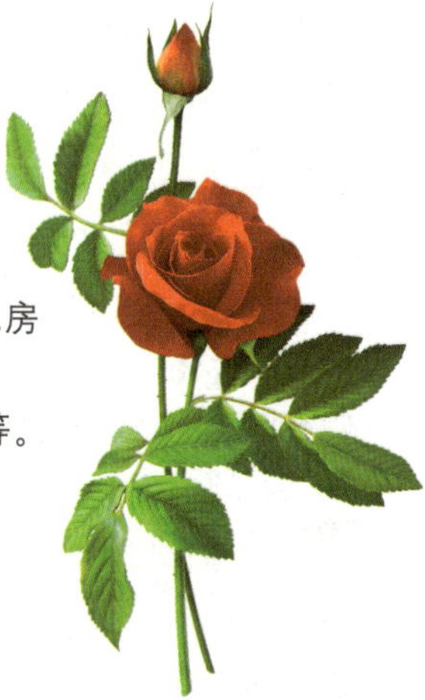

传统功用

❶ **行气解郁**：用于肝胃不和之胸胁脘腹胀痛，肝郁气滞之月经不调、经前乳房胀痛。

❷ **活血止痛**：用于跌打损伤、瘀血肿痛等。

用量用法

煎服，1.5 ~ 6 克。

应用指南

✤治疗胃溃疡

玫瑰花、黑枣各适量。将枣去核，装入玫瑰花，放碗中盖好，隔水煮烂。每日 3 次，每次吃枣 5 个，经常食用。

✤治疗失眠

玫瑰花 50 克，羊心 1 枚，藏红花 6 克，食盐适量。羊心洗净切片备用；玫瑰花捣烂取汁，放入小锅内，加清水、藏红花略煮片刻，取其煎液，加入食盐备用；羊心串在不锈钢烤针上，蘸玫瑰花汁在火上翻烤，反复数次至羊心熟透，装盘盛之，佐餐食用。

山楂

别名：鼠查、赤枣子、山里红果、映山红果、酸梅子、山梨

《本草纲目》记载山楂："化饮食，消肉积，癥瘕，痰饮，痞满吞酸，滞血痛胀。"

性味归经

酸、甘，微温。归脾、胃、肝经。

传统功用

❶ **消食化积**：用于肉食积滞、脘腹胀满、呕恶腹泻、小儿乳积、消化不良等。

❷ **行气散瘀**：用于妇女产后瘀阻腹痛、血瘀痛经、闭经，疝气偏坠胀痛，冠心病、心绞痛、高血压、高脂血症等。

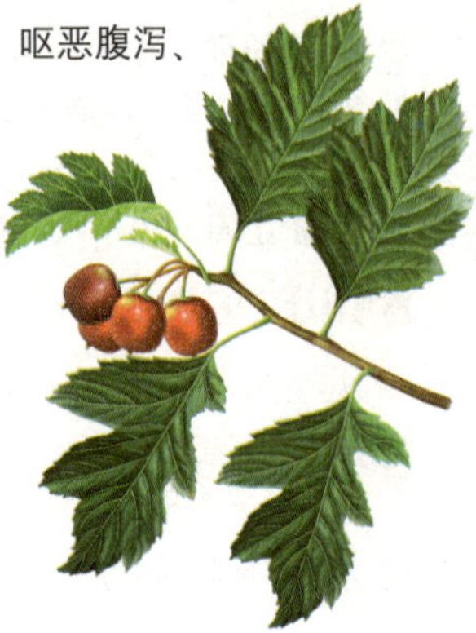

用量用法

煎服，10～15克；大剂量30克。

应用指南

防治肝癌

大山楂、干蟾皮、炮穿山甲、皂角刺各12克，丹参15克，三棱、莪术各9克，白花蛇舌草、半边莲各30克，水煎服，每日一剂，能去淤积，消肿块，延长生存期。

治疗伤食积滞

炒山楂90克，制半夏、茯苓、炒麦芽各30克，陈皮、连翘、莱菔子各15克，神曲9克，共研细末，制为丸，如梧桐子大，每次服9克，每日2~3次，温开水送服。

麦芽

别名：大麦、麦、大麦毛、大麦芽

《本草纲目》记载麦芽："消化一切米、面、诸果食积。"《药性论》记载麦芽："消化宿食，破冷气，去心腹胀满。"

性味归经

甘，平。归脾、胃、肝经。

传统功用

❶ **消食和中**：用于饮食积滞不消、食少纳呆脘胀、脾胃虚弱、消化力差、纳谷不香等。

❷ **疏肝回乳**：用于妇女断奶、乳汁郁积引起的乳房胀痛等；还可用于肝郁气滞或肝胃不和等；炒麦芽行气，消食，回乳，用于食积不消、妇女断乳。

用量用法

煎服，10～15克；回乳炒用60克。

应用指南

治疗胀满

麦芽120克，神曲60克，白术、陈皮各30克，共研细末，制丸如梧桐子大，用参汤送服30～50丸。

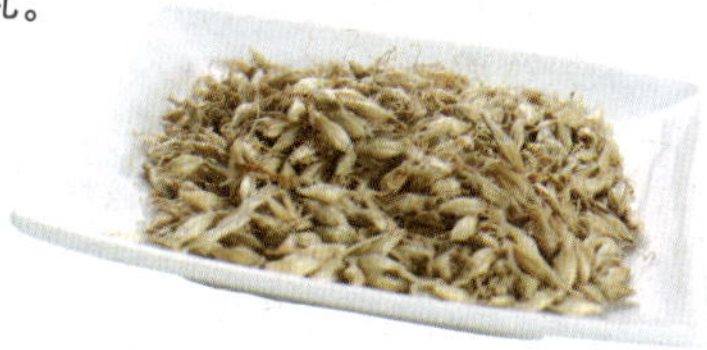

治疗产后腹中鼓胀

麦芽60克，研为细末，和酒服食。

治疗产后发热、乳汁不通

麦芽60克，炒熟，研细末，清汤调下，分4次服。

谷芽

别名：蘖米、谷蘖、稻蘖、稻芽

《本草纲目》记载谷芽："快脾开胃，下气和中，消食化积。"《中药材手册》记载谷芽："治脾虚、心胃痛、胀满、热毒下痢、烦渴、消瘦。"

性味归经

甘，温。归脾、胃经。

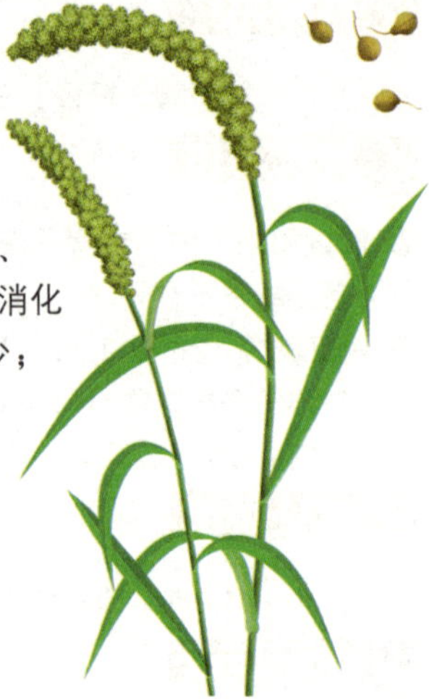

传统功用

消食和中，健脾开胃：用于食积不化、脘腹胀痛、呕恶食臭以及脾虚食少、消化不良；炒谷芽偏于消食，用于不饥食少；焦谷芽善化积滞，用于积滞不消。

用量用法

煎服，9 ~ 15 克。

应用指南

治疗胃胀气

炒谷芽 15 克，金橘 2 ~ 3 枚（或橘饼）。将金橘洗净，压扁。将炒谷芽放入沙锅内，加冷水 200 毫升，浸泡片刻，煎煮 10 分钟后，再放入金橘煮 5 分钟，将药汁滤出，再加水煎一次，将两次药汁合并，加入少量糖，当茶饮。

治疗腹痛泄泻

炒谷芽、炒山楂、炒枣仁各 20 克，赤石脂、延胡索、木香各 12 克，柴胡、枳壳、乌梅各 9 克，白芍药、党参、炒白术各 15 克，炙甘草 6 克，水煎服，每天一剂。

鸡内金

别名：鸡黄皮、鸡食皮、鸡合子、鸡中金、化石胆、化骨胆

《本草纲目》记载鸡内金："治小儿食疟，疗大人（小便）淋沥、反胃，消酒积，主喉闭、乳蛾，一切口疮、牙疳诸疮。"

性味归经

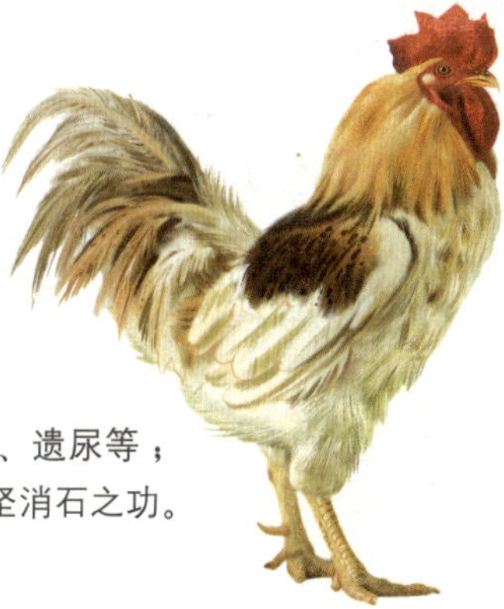

甘，平。归脾、胃、小肠、膀胱经。

传统功用

❶ **消食健胃：**用于多种饮食积滞、消化不良、小儿疳积发热等。

❷ **涩精，缩尿，止遗：**用于遗精、遗尿等；近年多用于尿路、肝胆结石，有化坚消石之功。

用量用法

煎服，3～10克；研末冲服，每次1.5～3克。

应用指南

治疗小儿疳积

鸡内金30克，山药100克，共研细末，加入面粉500克，用水和成面团，再加入适量白糖、黑芝麻，烙成薄饼10张。每天嚼食薄饼一张，10天为一疗程，连用2～3个疗程。

治疗脘腹胀满

鸡内金、槟榔、莱菔子、半夏、茯苓、连翘、枳壳各10克，水煎服，每日一剂。

独活

别名：独摇草、独滑、长生草

《本草纲目》记载独活："治诸中风湿冷，奔喘逆气、皮肤苦痒、手足挛痛劳损、风毒齿痛（甄权）。"

性味归经

辛、苦，微温。归肝、膀胱经。

传统功用

❶ **祛风除湿，通痹止痛**：用于风寒湿痹、腰膝疼痛，少阴伏风头痛、缠绵不愈。

❷ **解表**：用于风寒外感，兼湿邪较盛者，症见恶寒发热、头痛身重、舌苔白厚等。

用量用法

煎服，3～9克。

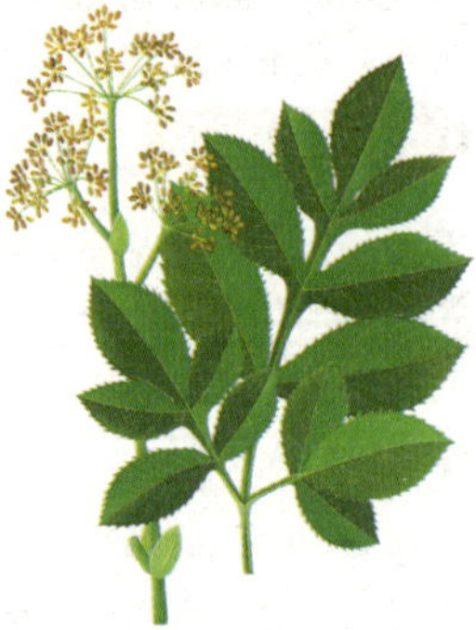

应用指南

✤治疗类风湿

独活、防风、防己、白术、羌活、桂枝、当归、茯苓、甘草各10克，生黄芪30克，生姜2片，大枣5枚，水煎服。

✤治疗腰椎间盘突出症

独活9克，桑寄生、川牛膝、杜仲各15克，秦艽、当归、白芍药、防风各10克，细辛3克，每日一剂，水煎2次，共取汁400毫升，早晚各服200毫升，7剂为一疗程。

木瓜

别名：木瓜实、铁脚梨

《名医别录》记载木瓜："主湿痹邪气、霍乱大吐下、转筋不止。"《本草纲目》记载木瓜："治脚气冲心，取嫩者一颗，去子煎服佳。强筋骨，下冷气，止呕逆，心膈痰唾，消食，止水利后渴不止，作饮服之。"

性味归经

酸，温。归肝、脾经。

传统功用

❶ **舒筋活络**：用于风湿痹证、手足麻木、腰膝疼痛、筋骨无力等。

❷ **化湿和胃**：用于湿浊伤中、吐泻转筋，脚气肿痛、冲心烦闷等；此外，还可用于胃津不足、口干口渴、食少纳呆之证。

用量用法

煎服，6～9克。胃酸过多者慎用。

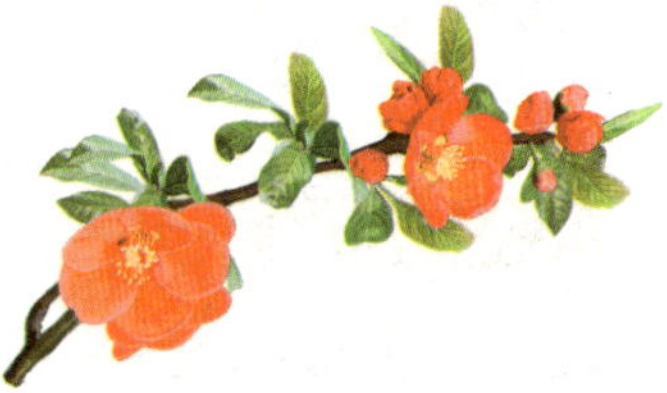

应用指南

预防乳腺癌

木瓜、生地黄、白术、当归、赤芍药、茯苓各6克，黄芪、川芎、人参、柴胡、青皮各3克，水煎服。

治疗直肠癌

木瓜、瞿麦根各30克，制成浸膏，每次服15克，每日2次，温开水送服，可使大便脓血消失，肿瘤逐渐缩小。

药材性状

果实多长圆形，外表面紫红色或红棕色，有不规则的深纹，果肉红棕色，中心部分凹陷，棕黄色。种子扁长三角形，多脱落，质坚硬，气微清香，味酸。

秦艽

别名：大艽、左宁根、左扭、左秦艽、秦纠、秦胶

《本草纲目》记载秦艽："治胃热、虚劳发热。""手足不遂，黄疸烦渴之病须之。"

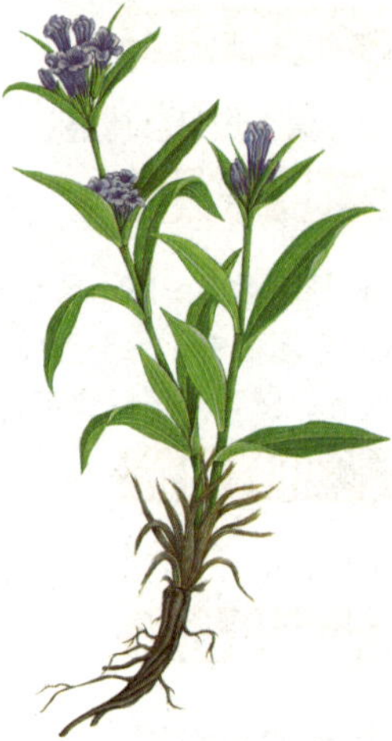

性味归经

辛、苦，微寒。归胃、肝、胆经。

传统功用

❶ 祛风湿：用于风湿痹证，寒痹、热痹。

❷ 退虚热：用于阴虚发热、骨蒸劳热等。

❸ 除黄疸：用于湿热发黄等证。

用量用法

煎服，3 ~ 9 克。

应用指南

治疗类风湿关节炎

秦艽 12 克，羌活、防风、甘草各 6 克，姜黄、当归、赤芍药、茯苓各 9 克，黄芪、桑寄生、牛膝各 15 克，细辛 3 克，水煎服。

治疗偏寒瘀型肩周炎

秦艽、川乌、草乌各 6 克，广郁金、羌活、川芎各 10 克，木瓜 20 克，全蝎 2 克，红花 8 克，透骨草、鸡血藤各 30 克，60° 白酒 1 升。将上药捣碎或切片，置于容器中，加入白酒，密封，浸泡 15 天后，过滤去渣，每晚临睡前服 15 ~ 30 毫升。

桑枝

别名：桑条

《本草图经》记载桑枝："疗遍体风痒干燥、脚气风气、四肢拘挛、上气眼晕、肺气咳嗽，消食利小便。疗口干及痈疽后渴，用嫩条细切一升，熬香煎饮，亦无禁忌，久服，终身不患偏风。"

性味归经

微苦，平。归肝经。

传统功用

祛风通络：用于风湿肢节疼痛、四肢拘挛、关节不利，尤以上肢风湿热痹者多用。

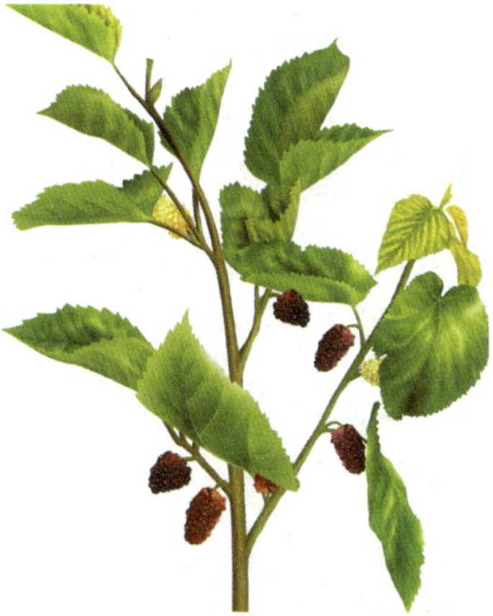

用量用法

煎服，9 ~ 15 克。

应用指南

治疗肩周炎

桑枝、当归、川芎、木香、乳香、羌活、独活、桂枝、秦艽各 10 克，海风藤 15 克，甘草 6 克，水煎服。

治疗高血压

桑枝、桑叶各 30 克，芹菜 50 克，加水 4 升，煎煮取液，先熏足后浸足，每日一次，发作时每日 2 次，每剂可用 2 ~ 3 次，10 天为一疗程。

治疗风湿性关节炎

桑枝 30 克，黄檗 10 克，水煎服。

五加皮

别名：南五加皮

《本草纲目》记载五加皮："治风湿痿痹，壮筋骨，其功良深。"《日华子本草》记载五加皮："明目，下气，治中风骨节挛急，补五劳七伤。"

性味归经

辛、苦，温。归肝、肾经。

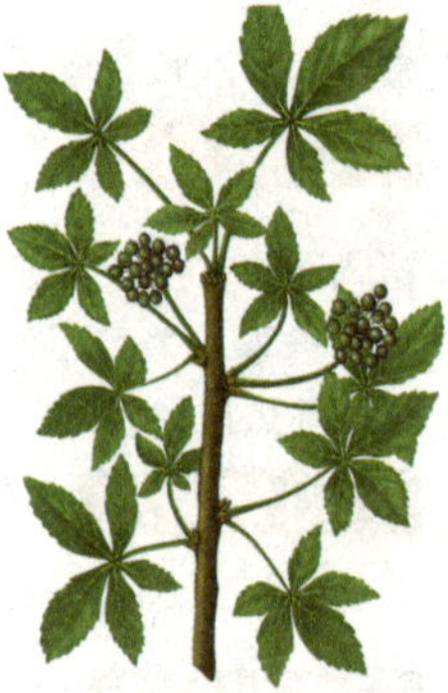

传统功用

❶ 祛风湿，强筋骨：用于风湿痹痛、四肢拘挛、腰脚无力，肝肾亏虚、腰膝酸软、筋骨痿软，先天不足、小儿发育迟缓。

❷ 利水消肿：用于水肿、小便不利之轻证。

用量用法

煎服，4.5 ~ 9 克。

应用指南

治疗风湿性关节炎

五加皮、穿山龙、白藤皮各 20 克，秦艽、木瓜各 30 克，白酒 500 毫升。将上药切碎，置于容器中，加入白酒，密封，浸泡 7 ~ 14 天后，过滤去渣即成。每次口服 10 ~ 20 毫升，每日 2 次。

治疗动脉粥样硬化

五加皮、羌活、小茴香、独活、防己各 8 克，桂枝、白芷、青蒿、威灵仙各 10 克，麻黄 20 克，当归、栀子、川芎各 6 克，丁公藤 120 克，白酒、冰糖各适量。将上药用水润透，浸入白酒中，加入冰糖，密封浸泡 2 周后饮服，每次 15 毫升，每日 2 次，饭前饮服。

桑寄生

别名：桑上寄生、寄生树、寄生草、茑木

《神农本草经》记载桑寄生："主治腰痛、小儿背强、痈肿，充肌肤，坚发齿，长须眉，安胎。"《日华子本草》记载桑寄生："助筋骨，益血脉。"

性味归经

苦、甘，平。归肝、肾经。

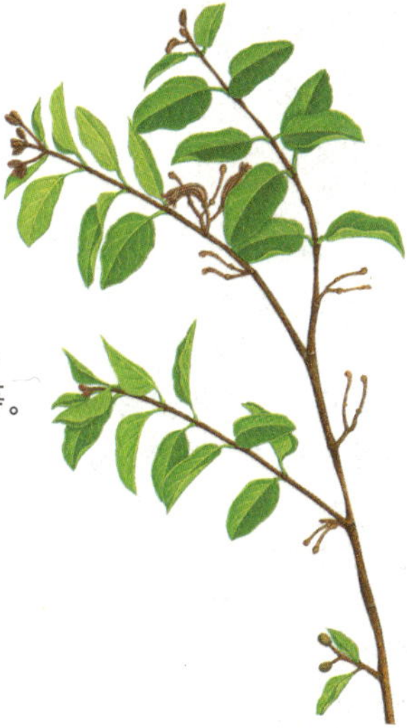

传统功用

❶ **祛风湿，强筋骨：**用于风湿痹痛、腰膝酸软、筋骨无力等。

❷ **补肝肾，安胎：**用于肝肾亏虚、胎动不安、胎漏下血、习惯性流产等。

用量用法

煎服，9～15克。

应用指南

治疗风湿腰痛

桑寄生12克，党参、秦艽、熟地黄、杜仲、牛膝各9克，独活、防风、当归、白芍药、茯苓各6克，川芎、甘草各3克，细辛、桂心各1.5克，水煎服。

治疗习惯性流产属肾虚者

桑寄生、川续断、阿胶、菟丝子各45克，椿根皮15克，共研细末，每服9克，每月逢1、2、3日，11、12、13日，21、22、23日各服一次。

苍术

别名：赤术、马蓟、青术、仙术

《本草纲目》记载苍术："治湿痰留饮，或挟瘀血成窠囊，及脾湿下流，浊沥带下，滑泻肠风。"

性味归经

辛、苦，温。归脾、胃经。

传统功用

❶ **燥湿健脾**：用于湿困中焦、纳呆脘痞、呕恶苔腻，脾虚湿盛、湿邪下注、妇女带下过多。

❷ **祛风散寒**：用于外感风寒、头痛发热、恶寒无汗，外感湿温、发热胸闷、身痛苔腻，风湿痹证、关节肿痛、痿软无力，还可用于夜盲症，有明目之功。

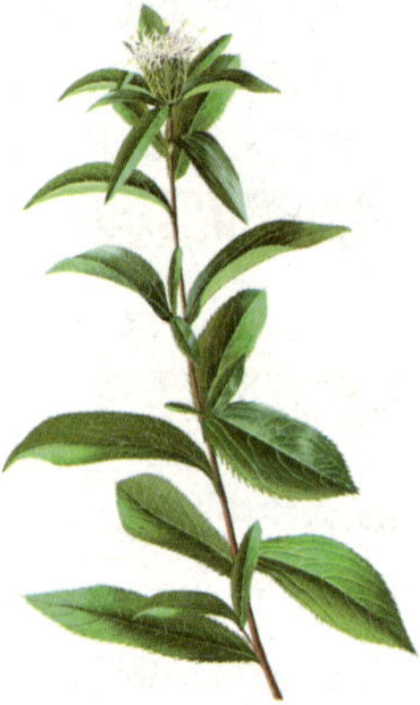

用量用法

煎服，3～9克。

应用指南

治疗风寒表湿证

苍术、苏叶、生姜、茶叶各6克，冰糖25克。将前四味同煎，两次取汁500毫升，去渣，将冰糖纳入50毫升水中，加温溶化，兑入药液，分3次温服。

治疗荨麻疹

苍术20克，白皮豇豆30克，加水煎2次。将两次煎液混合，分早、中、晚3次温服，连服7日为一疗程。

砂仁

别名：缩砂蜜、缩砂仁、缩砂

《本草纲目》记载砂仁："补肺醒脾，养胃益肾，理元气，通滞气，散寒饮胀痞，噎膈呕吐，止女子崩中，除咽喉口齿浮热，化铜铁骨鲠。"

性味归经

辛，温。归脾、胃经。

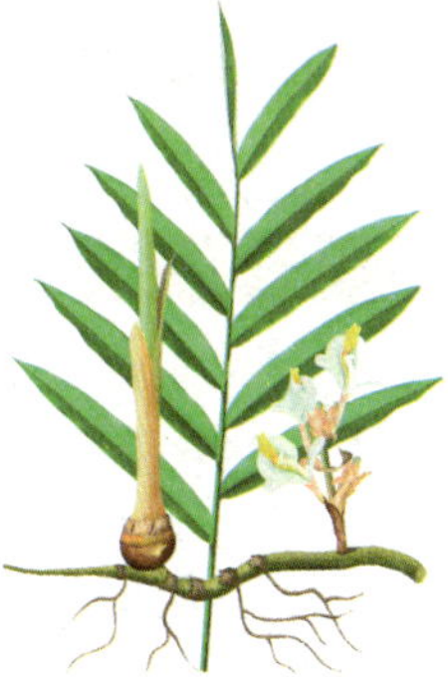

传统功用

❶ 化湿醒脾：用于湿阻中焦、胸闷苔腻、纳呆呕恶等。

❷ 行气温中：用于脾胃气滞、脘腹胀满，食积不消、纳呆脘闷；适当配伍，还可用于气虚腹胀及虚寒泄泻等。

❸ 安胎：用于妊娠恶阻、胎动不安，属气滞不舒者。

用量用法

煎服，3～6克，宜后下。

应用指南

治疗习惯性流产

砂仁（后下）、黄芩各7克，杜仲、熟地黄、生黄芪、白术各16克，党参、当归、白芍药、川续断各13克，炙甘草、川芎各4.5克，水煎服，妊娠后每隔3～5天服一剂。

治疗胃痛

砂仁6克，黄芪20克，猪肚1个。将猪肚洗净，把砂仁、黄芪装入猪肚内，加水炖熟，调味后食用。

荠菜

别名：荠、靡草、护生草、鸡心菜、净肠草、清明草、香田荠、枕头草、假水菜、地地菜

《本草纲目》记载荠菜：“明目益胃”“利肝和中”“利五脏”。“根：治目痛。”

性味归经

甘，凉。归肝、胃经。

传统功用

清热利尿，明目，凉血止血：现代多用于肾结核尿血、产后子宫出血、月经过多、肺结核咯血、高血压、感冒发热、肾炎水肿、泌尿系结石、乳糜尿、肠炎等。

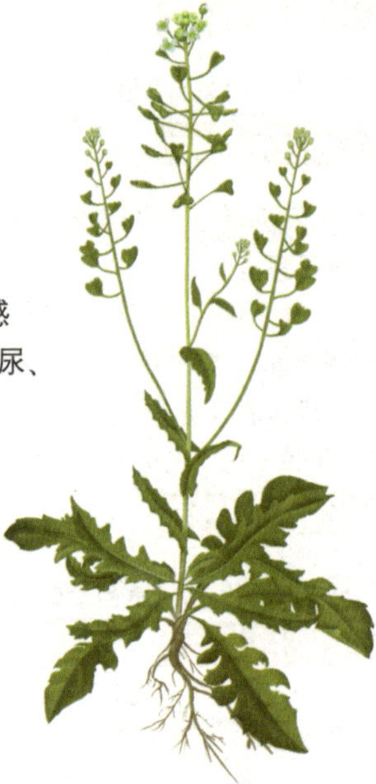

用量用法

煎服，15 ~ 60 克。

应用指南

✤治疗乳糜血尿

取荠菜 500 克，洗净煮汤，每日服 2 次，连用 4 天。

✤治疗肾结核尿血

鲜荠菜 240 克或干品 30 克，加水 3 碗于瓦锅中煎煮，至剩一碗汁，打入鸡蛋一个，煮熟，加盐少许，将菜、蛋吃下。如菜老了，可嚼食吐渣。轻者每日一次，重者 2 次，连吃一个月为一个疗程，至症状消失后仍可吃 1 ~ 2 个疗程。

茯苓

别名：茯菟、茯灵、伏苓、松薯、松苓、松木薯

《神农本草经》记载茯苓："主胸胁逆气，忧恚惊邪恐悸，心下结痛，寒热烦满，咳逆，口焦舌干，利小便。"

性味归经

甘，平。归心、脾、肾经。

传统功用

❶ **利水渗湿**：用于脾虚湿停、水肿胀满、小便不利、痰饮眩悸等。

❷ **健脾宁心**：用于脾胃虚弱、运化失职、食少便溏、健忘失眠等。

用量用法

煎服，9 ~ 15 克。虚寒滑精者慎服。

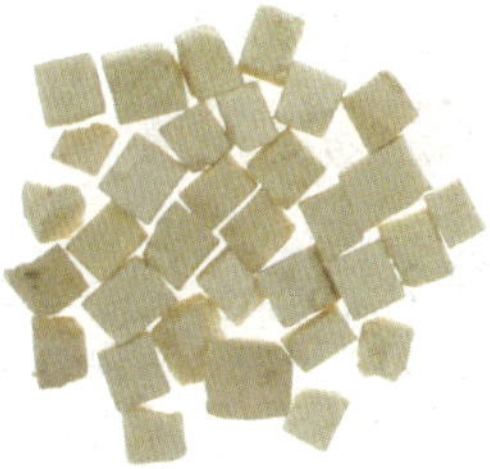

应用指南

治疗胃癌

茯苓、龙葵、半边莲各 15 克，红参、白术、黄芪各 9 克，诃子肉 6 克，干姜、丁香、炙甘草各 3 克，水煎服，每日一剂。

治疗白血病

茯苓、喜树根皮各 15 克，白花丹、白花蛇舌草、马鞭草、葵树子各 9 克，水煎服，能使症状缓解，延长生存期，用于急性白血病各型。

药理作用

利尿，抗胃溃疡，抗肝损伤，抗肿瘤，增强机体免疫力等。

薏苡仁

别名：薏米、米仁、薏仁、苡仁、玉秫、草珠子、六谷米、药玉米、益米

《本草纲目》记载薏苡仁："健脾益胃，补肺清热，祛风胜湿。炊饭食，治冷气。煎饮，利小便热淋。"

性味归经

甘，微寒。归脾、胃、肺经。

传统功用

❶ 利水渗湿，除痹：用于水肿、小便不利、湿痹拘挛等。

❷ 清热排脓，健脾止泻：用于肺痈、肠痈、脾虚泄泻等。

用量用法

煎服，9 ~ 30 克。

应用指南

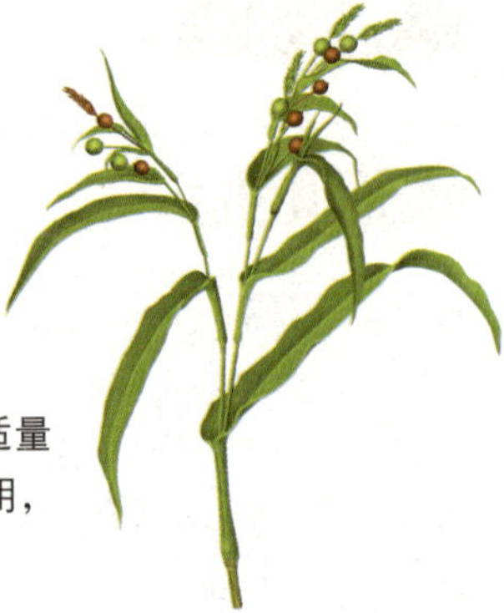

治疗痤疮

薏苡仁 30 克，海藻、昆布、甜杏仁各 9 克。将海藻、昆布、甜杏仁加水适量煎煮，弃渣取汁液，与薏苡仁煮粥食用，每日一次，3 周为一疗程。

治疗白带过多

薏苡仁 30 克，白果 10 个，猪小肚 3 个。将白果去壳洗净，薏苡仁洗净，用铁锅炒至微黄；猪小肚剪开，清水反复冲洗至无尿味；全部用料一起放入沙锅内，加清水适量，武火煮沸后，文火煮 3 小时，调味即可，随量食用。

葫芦

别名：匏、匏瓜、瓠瓜、壶卢、葫芦瓜

《日华子本草》记载葫芦："除烦止渴，治心热，利小肠，润心肺，治石淋。"

性味归经

甘，平。归肺、小肠经。

传统功用

利水消肿：用于水肿、腹水、小便不利等。

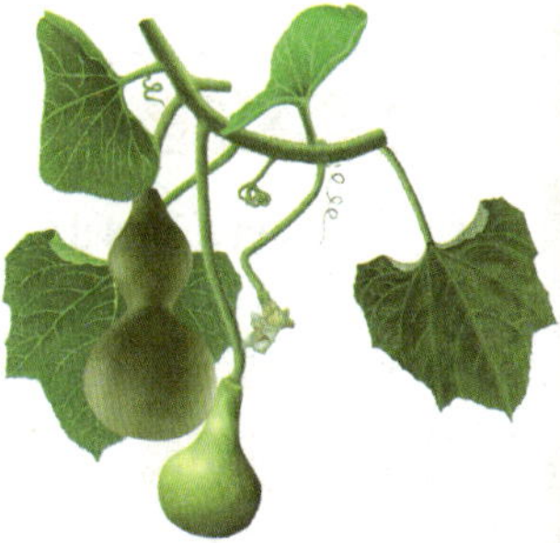

用量用法

煎服，15～30克，鲜者加倍。

应用指南

治疗肾病综合征

葫芦、党参、白术、陈皮、茯苓、猪苓、泽泻、玉米须、厚朴、炙甘草各适量，水煎服。

治疗慢性肾炎

葫芦、冬瓜皮、西瓜皮各30克，大枣10颗，放锅内加水约400毫升，煎至约150毫升，去渣即成。饮汤，每日一剂，至水肿消退为止。

治疗小便不通

葫芦子30粒，蝼蛄3个，研为末，每服3克，温开水送服，每日2次。

药材性状

果实呈哑铃状，中部缢细，上部和下部膨大，下部小，卵形，连于果柄，上部大，类球形，顶端有花柱基；表面黄棕色，较光滑；质坚硬；气微，味淡。

海金沙

别名：左转藤灰

《本草纲目》记载海金沙："治湿热肿满，小便热淋、膏淋、血淋、石淋茎痛，解热毒气。"

性味归经

甘、咸，寒。归膀胱、小肠经。

传统功用

❶ **清利湿热，通淋止痛**：用于热淋、石淋、血淋、膏淋等，症见尿热、尿道疼痛者。

❷ **利水消肿**：用于湿热肿满等。

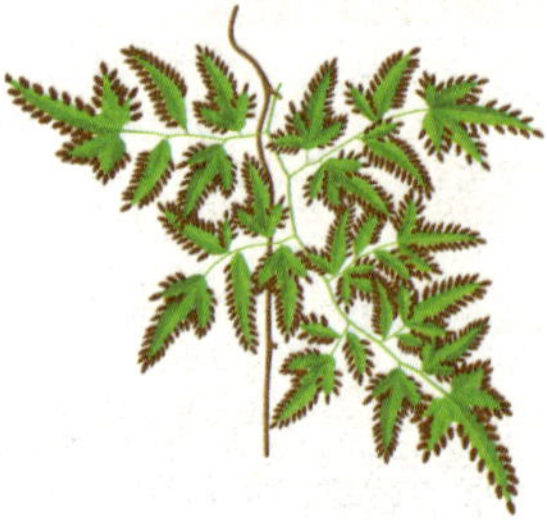

用量用法

煎服，6～15克，宜纱布包煎。

应用指南

✤治疗泌尿系结石

海金沙（包）、滑石、鸡内金各15克，金钱草、石见穿、穿破石各20克，石韦、郁金、川牛膝各12克，木香、枳壳、甘草各6克，水煎服。

✤治疗尿路感染

海金沙（包）9克，金银花、板蓝根各15克，鱼腥草30克，车前子、泽泻、瞿麦各12克，甘草6克，水煎，每日一剂，分2次服。

✤治疗带状疱疹

用海金沙鲜叶连用孢子适量，洗净捣烂，外敷患处，每日换药一次，配服龙胆泻肝汤加减，治疗效果更好。

车前子

别名：车前实、虾蟆衣子、猪耳朵穗子

《本草纲目》记载车前子："导小肠热，止暑湿泻痢。"《药性论》记载车前子："去风毒，肝中风热，毒风冲眼，赤痛障翳，脑痛泪出，去心胸烦热。"

性味归经

甘，寒。归肝、肾、肺经。

传统功用

❶ 利尿通淋：用于湿热下注、淋痛、水肿、小便不利等。

❷ 渗湿止泻：用于暑湿泄泻、大便水泻、小便黄少等。

❸ 清肝明目：用于肝火上炎、目赤肿痛等；配伍养阴明目药，还可用于肝肾阴虚、目暗不明、视物昏花。

用量用法

煎服，9 ~ 15 克，宜包煎。肾虚滑精及孕妇慎用。

应用指南

治疗便秘

车前子粉适量，每日服 1 ~ 2 次，每次一匙，凉开水冲服。

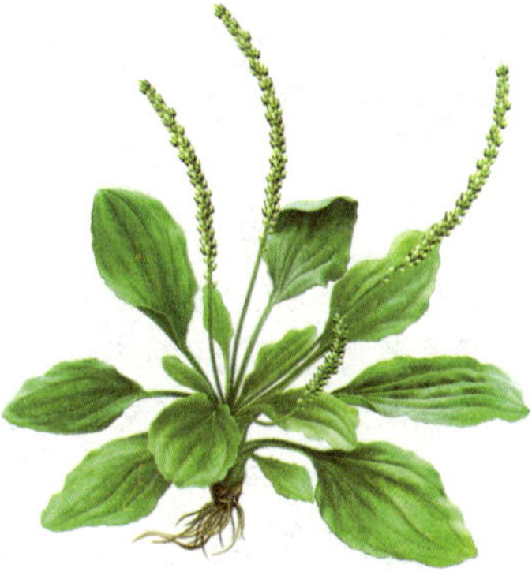

治疗湿热带下

车前子、茯苓粉各 30 克，粳米 60 克，白糖适量。车前子（纱布包煎），煎半小时取汁去渣，加粳米、茯苓粉共煮粥，粥成时加白糖适量，每日空腹服 2 次。

茵陈

别名：茵陈蒿、石茵陈、绵茵陈、绒蒿、臭蒿、安吕草、婆婆草、野兰蒿、黄蒿、狼尾蒿

《神农本草经》记载茵陈："主治风湿寒热邪气，热结黄疸，久服轻身益气耐老，面白悦。"《本草拾遗》记载茵陈："通关节，去滞热，伤寒用之。"

性味归经

苦，微寒。归脾、胃、肝、胆经。

传统功用

清热利湿退黄：用于湿热黄疸等；还可用于湿热淋痛及湿疮瘙痒。近年常用于各型肝炎及胆道系统炎症。

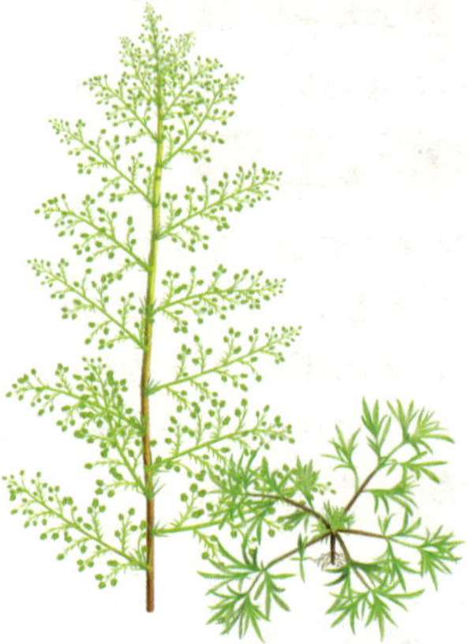

用量用法

煎服，6～15克；外用适量，煎汤熏洗。蓄血发黄及血虚萎黄者慎用。

应用指南

治疗宫颈癌

茵陈、蜀羊泉、白花蛇舌草各30克，半边莲、蒲公英、石见穿、凤凰草根各15克，赤芍药、丹参、黄檗各9克，水煎，分3次服。能使阴道出血、带多黄浊明显减少，精神郁闷、腰酸腹痛等症状缓解，局部病灶情况好转。

治疗胆囊炎

茵陈、金钱草、郁金各15克，枳壳、木香各9克，生大黄6克，水煎服。还可用于胆石症，有排石利胆作用。

金钱草

别名：遍地香、低钱儿、铜钱草、透骨风、过墙风、一串钱、十八缺草

《本草纲目》记载金钱草："解诸毒及大便不通，捣汁。疗痈肿，捣涂，并末服，能消毒排脓。"

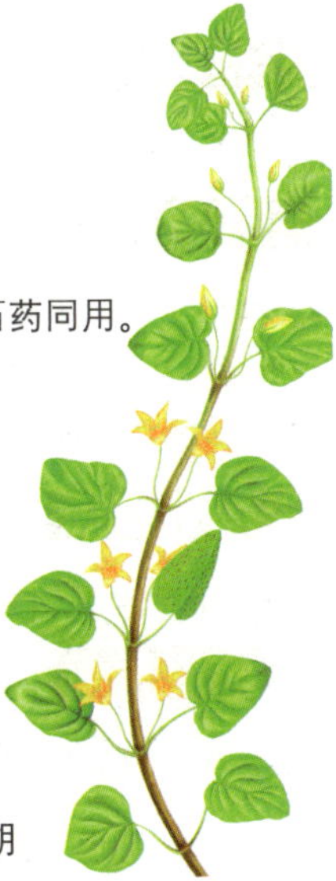

性味归经

甘，微寒。归肝、胆、肾、膀胱经。

传统功用

❶ **利尿通淋**：用于热淋、石淋，常配软坚消石药同用。

❷ **利湿退黄**：用于湿热黄疸等。

❸ **清热解毒**：用于热毒疮疡及毒蛇咬伤等。

用量用法

煎服，15 ~ 60 克，鲜品加倍。

应用指南

✤治疗胆石症

金钱草 50 克，柴胡 15 克，大黄、芒硝、延胡索各 10 克，水煎服，每日早晚各服一次。

✤治疗泌尿系统结石

金钱草、海金沙各 30 克，鸡内金 10 克，滑石 20 克，石韦 15 克，车前子 25 克，生栀子 12 克，水煎服，每日一剂，分 3 次服。

✤治疗慢性胆囊炎

金钱草、虎杖、玉米须、生大黄各适量，制成散剂，每日 10 ~ 20 克，每日 3 次，开水冲服，用于控制慢性胆道感染。

大蓟

别名：刺蓟、山牛蒡、鸡项草、野红花、牛触嘴

《全国中草药汇编》记载大蓟："凉血止血，散瘀消肿。主治衄血、咯血、吐血、尿血、功能性子宫出血、产后出血、肝炎、肾炎、乳腺炎、跌打损伤、外伤出血、痈疖肿毒。"

性味归经

甘、苦，凉。归心、肝经。

传统功用

❶ 凉血止血：用于血热妄行所致的吐血、衄血、崩漏、尿血等。可单味应用或配伍其他止血药。

❷ 散瘀解毒消痈：用于热毒痈肿等；内服或鲜品捣烂外敷。

用量用法

煎服，9 ~ 15 克；外用鲜品适量，捣烂敷患处。

应用指南

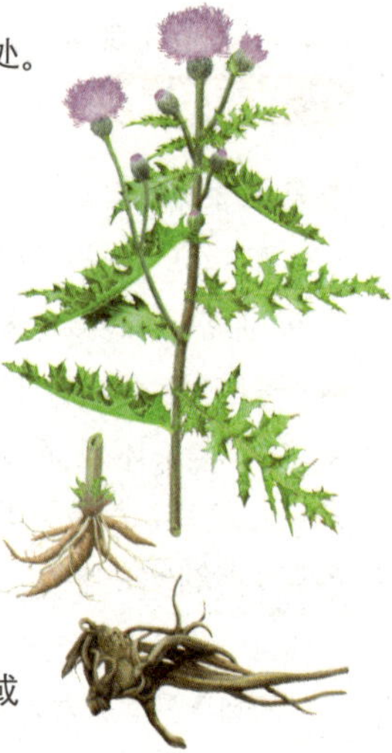

✤治疗肝癌

大蓟、白草根各 90 克，均用鲜品，分别煎水，去渣后加白糖适量，上午服白草根，下午服大蓟。

✤治疗吐衄咯血

大蓟、小蓟、茜草根、白茅根、大黄、山柏、荷叶、侧柏叶、牡丹皮、棕榈皮各等份，炒炭存性，置于阴凉处，去火毒，每次用 9 克，每日 2 ~ 3 次，饭后用藕汁或萝卜汁送服。

三七

别名：山漆、金不换、血参、参三七、田三七、田漆、田七

《本草纲目》记载三七："止血，散血，定痛。金刃箭伤，跌扑杖疮，血出不止者，嚼烂涂，或为末掺之，其血即止。亦主吐血、衄血、下血、血痢、崩中、经水不止、产后恶血不下、血晕、血痛、赤目、痈肿、虎咬、蛇伤诸病。"

性味归经

甘、微苦，温。归肝、胃经。

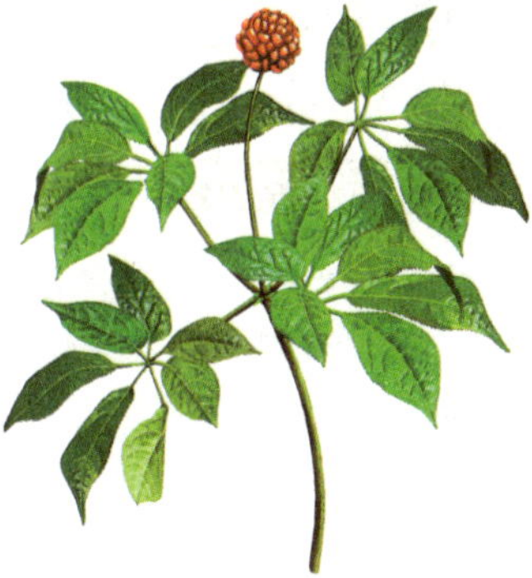

传统功用

❶ 化瘀止血：用于多种出血，兼有瘀滞者疗效更佳；单用即有效。

❷ 活血止痛：用于外伤瘀痛及胸痹心绞痛等，常配伍活血药。

用量用法

3 ~ 10 克；研粉吞服，每次 1 ~ 1.5 克；外用适量。孕妇慎用。

应用指南

✤治疗肝癌

三七、白芨、山豆根、牡丹皮各 30 克，儿茶、蜈蚣各 5 克，蟾蜍 1 克，共研细末，每服 12 克，每日 3 次，温开水送服。能解毒消肿，化瘀止血，缓解临床症状，延长生存期。

✤治疗便血、尿血

三七 6 克，花蕊石 9 克，血余炭 3 克，共研细末，分 2 次，开水送服。

✤治疗跌打瘀肿

三七 3 ~ 6 克，与甜酒共磨内服。

仙鹤草

别名：龙牙草、龙芽草、狼牙草、脱力草

《生草药性备要》记载仙鹤草："理跌打伤，止血，散疮毒。"《百草镜》记载仙鹤草："下气活血，理百病，散痞满；跌扑吐血，血崩，肠风下血。"

性味归经

苦，平。归肺、肝、脾经。

传统功用

❶ **收敛止血**：用于虚寒出血，配伍益气温阳药；用于血热出血，配伍清热凉血药。

❷ **杀虫，止痢，截疟，补虚**：用于滴虫性阴道炎，可煎水冲洗；肠炎、疟疾可单用本品煎服；疟疾寒热，可单用本品大剂量水煎服，还可用于脱力劳伤等。

用量用法

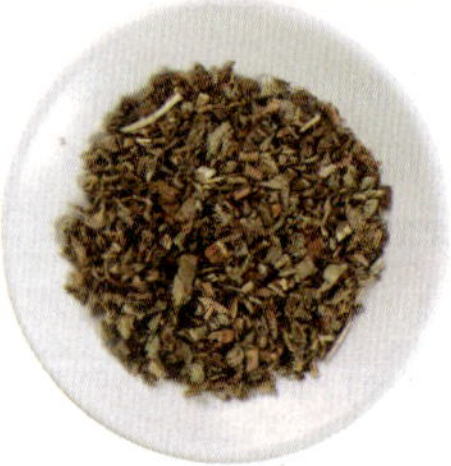

煎服，3 ~ 10 克；大剂量用至 30 ~ 60 克。外用适量。

应用指南

✤治疗胃癌

仙鹤草 60 克，龙葵、白英各 48 克，半边莲、蛇莓、石见穿各 24 克，水煎服，每日一剂。

✤治疗乳腺癌

仙鹤草 30 克，蒲公英、泽泻各 15 克，海藻、昆布、半夏、当归、川芎、白芍药、独活、青皮、浙贝母、红花、蛤粉各 9 克，陈皮 6 克，水煎服，每日一剂，适于早期者。

紫珠

别名：止血草、紫荆

《本草纲目》记载紫珠："活血行气，消肿解毒，治妇人血气疼痛，经水凝涩。"《闽东草药》记载紫珠："治崩漏带下，恶寒发热。"

性味归经

苦，凉。归肝、肺、胃经。

传统功用

❶ 收敛止血：用于吐血、衄血、咯血、尿血、便血、崩漏、牙龈出血、创伤出血等，尤宜于肺胃出血。

❷ 解毒疗疮：用于水火烫伤、痈肿疮毒、毒蛇咬伤等；治疗烧伤用煎液或粉末涂于创面；治疗疮痈、蛇伤，内服、外敷皆可。

用量用法

煎服，10～15克；研粉，1.5～3克；外用适量。

应用指南

✤治疗便血

紫珠、玄参、生地黄、枳壳、地榆、火麻仁、甘草适量，水煎服，每日一剂，分2次服，3天为一疗程。

✤治疗早期肝硬化

紫珠200克（干品减半），鸡蛋4颗。将紫珠、鸡蛋同放入瓦锅内，加清水煮，蛋熟后剥壳，再煮1小时，使蛋色发黑。每次吃一颗，每日2次，连服100颗为一疗程。

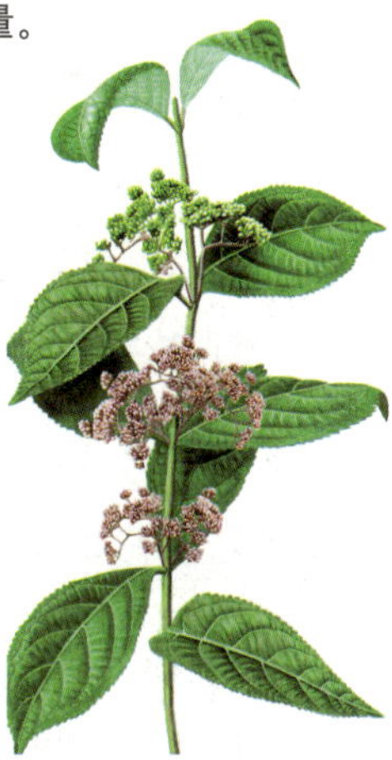

炮姜

别名：黑姜

《医学入门·本草》记载炮姜："温脾肾，治里寒水泻，下痢肠，久疟，霍乱，心腹冷痛、胀满，止鼻衄、唾血、血痢、崩漏。"

性味归经

苦，温。归脾、肝经。

传统功用

温经止血，温中散寒：用于虚寒性吐血、便血、崩漏等；还可用于治疗脾胃虚寒之腹痛泻痢等。

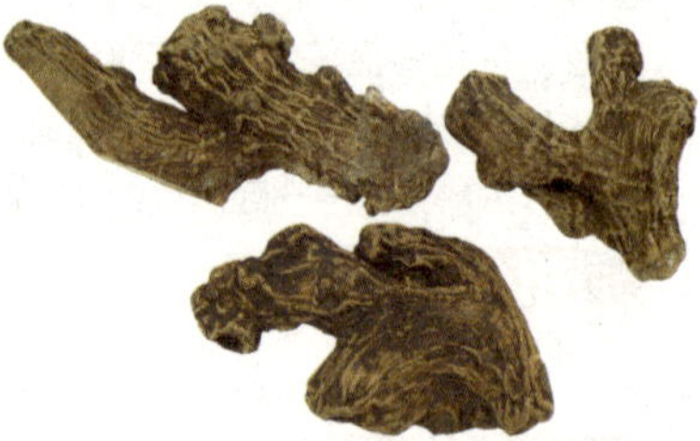

用量用法

煎服，3～6克。

应用指南

治疗怠惰嗜卧、四肢不收、沉困懒倦

炮姜1克，巴豆霜1.5克，人参、肉桂各3克，柴胡、花椒、白术各4.5克，炒厚朴、苦楝皮（酒煮）、茯苓、砂仁各9克，炮川乌13.5克，知母12克，吴茱萸15克，黄连、煨皂角刺、紫菀各18克。除巴豆霜另入外，余为细末，炼蜜为丸，梧桐子大，每服10丸。

治疗脾胀善呃逆、肢体疲重、夜卧不安

炮姜、木香各1.5克，白术、当归各6克，茯苓9克，半夏、砂仁、厚朴、陈皮各3克，炒薏苡仁24克，生、熟谷芽各12克。先煎谷芽，再取汤煎余药服用。

艾叶

别名：艾蒿、灸草、蕲艾

《本草纲目》记载艾叶："温中，逐冷，除湿。"

性味归经

辛、苦，温；有小毒。归肝、脾、肾经。

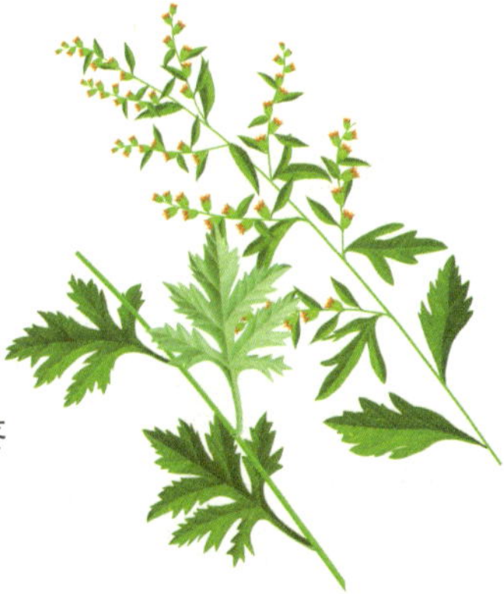

传统功用

❶ 温经止血，安胎：用于下元虚冷、痛经、闭经、崩漏出血、月经过多、宫冷不孕及妊娠胎动不安等。

❷ 散寒止痛：用于风湿痹证、关节疼痛等，水煎外洗，还可治疗湿痒。

用量用法

煎服，3～10克；外用适量，供灸治或熏洗用。

应用指南

治疗咳嗽

艾叶30～50克，放入约1500毫升沸水中煎煮15分钟，捞去艾叶，将煎出的药液倒入盆中，趁热将双脚置于盆沿上接受熏蒸。每晚一次，临睡前更佳，每次15～20分钟。

药理作用

缩短出血、凝血时间；兴奋子宫平滑肌；抗菌；增强网状内皮细胞吞噬能力；镇咳，祛痰，平喘；减弱心肌收缩能力；促进胆汁分泌等。

川芎

别名：香果、胡、台芎、西芎、京芎

《本草纲目》记载川芎："燥湿，止泻痢，行气开郁。"

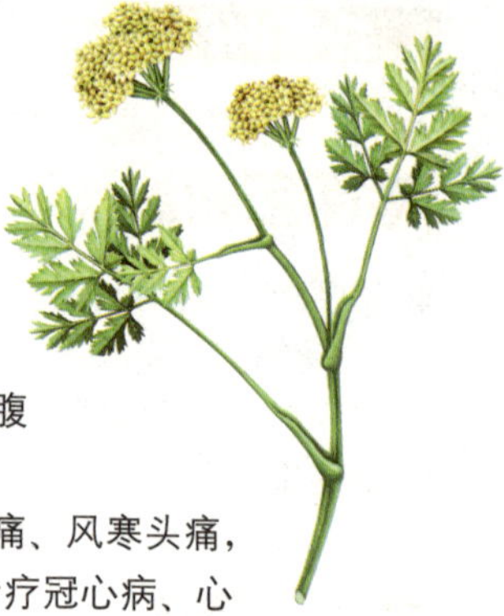

性味归经

辛，温。归肝、胆、心包经。

传统功用

❶ 活血行气：用于心脉瘀阻、胸痹绞痛；肝经气滞血瘀，胸胁胀痛或刺痛，妇女月经不调、痛经、闭经或产后瘀阻腹痛，疮痈肿痛等。

❷ 祛风止痛：用于风寒痹证、关节疼痛、风寒头痛，常配伍白芷、细辛；近年临床常用于治疗冠心病、心绞痛及缺血性脑血管病等。

用量用法

煎服，3～9克。本品辛温升散，故阴虚火旺及阳亢头痛者慎用，月经过多及出血性疾病者也不宜使用。

应用指南

✤治疗颈椎病

川芎、桃仁、红花、赤芍药各10克，当归、葛根、川牛膝各20克，鸡血藤30克，地龙、威灵仙各12克，全蝎、桂枝各8克，水煎服。

✤治疗痛经

川芎、桃仁、红花、熟地黄、当归、赤芍药各10克，水煎服。

延胡索

别名：延胡、玄胡索、玄胡、元胡索、元胡

《本草纲目》记载延胡索："活血，利气，止痛，通小便。"

性味归经

辛、苦，温。归心、肝、脾经。

传统功用

❶ 行气活血：用于气滞血瘀诸痛，瘀血阻滞、胸痹绞痛，气滞血瘀、妇女痛经，肝经气滞血瘀、胸胁胀满疼痛等均可应用。

❷ 祛寒止痛：用于寒滞肝脉、风寒痹证、跌打伤痛等。

用量用法

煎服，3～10克；研末吞服，每次1～3克。

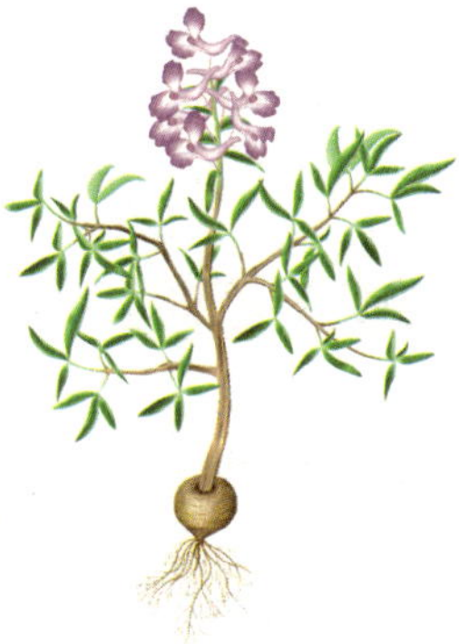

应用指南

治疗乳腺癌

延胡索、七叶一枝花、蛇莓、楝果、王不留行、蜀羊泉各15克，蒲公英、龙葵各30克，水煎服，每日一剂，分3次服。

治疗痛经

延胡索、当归、赤芍药、炒蒲黄勺、肉桂各15克，姜黄、乳香、没药、木香各9克，甘草6克，共为细末，每服6克，每日2次，温开水送服。

丹参

别名：赤参、奔马草、山参、紫丹参、红根、活血根、血参根、红丹参

《本草纲目》记载丹参："活血，通心包络，治疝痛。"

性味归经

苦，微寒。归心、心包、肝经。

传统功用

❶ 活血祛瘀：用于血滞诸痛，如妇女月经不调、痛经，瘀血阻滞胸痹，肝郁血滞胁痛、外伤瘀肿疼痛，热痹、关节红肿疼痛等。

❷ 凉血消痈：用于热入营血、高热谵语、烦躁不安、舌绛发斑、热毒疮疖及乳痈肿痛。

❸ 清心除烦：用于心悸怔忡、烦热失眠等，现代多用于治疗冠心病及肝脾肿大，具有缓解心绞痛、缩小肝脾等作用。

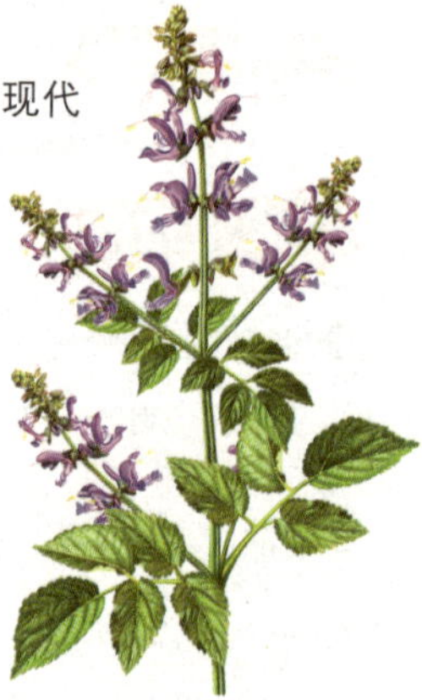

用量用法

煎服，9～15克。反藜芦。孕妇慎用。

应用指南

治疗高脂血症

丹参9克，山楂、延胡索各6克，水煎服。

治疗早期肝硬化

丹参、鳖甲各12克，生地黄、制大黄、党参、黄芪各9克，土鳖虫、桃仁各6克，水煎服，能缓解症状，改善肝功能。

红花

别名：红蓝花、刺红花、草红花

《本草纲目》记载红花："活血，润燥，止痛，散肿，通经。"

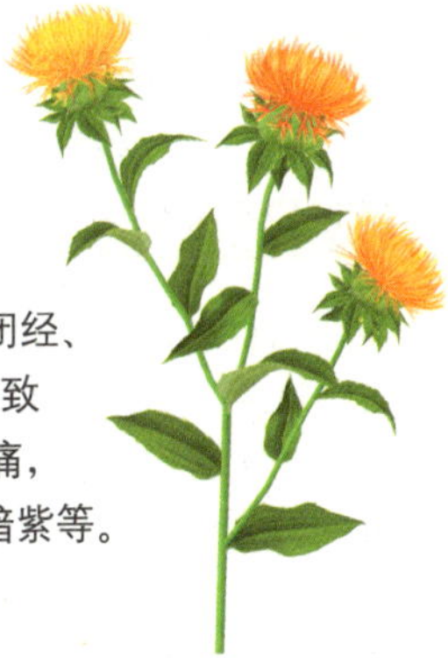

性味归经

辛，温。归心、肝经。

传统功用

活血祛瘀，通经止痛：用于妇女血瘀引起的闭经、痛经、产后瘀阻腹痛及癥瘕积聚等，瘀血所致之头痛、胸痛、脘腹痛及风湿痹证、关节疼痛，外伤瘀肿疼痛、疮痈肿痛及血分瘀热、斑疹暗紫等。

用量用法

煎服，3～10克。孕妇忌服，有出血倾向者不宜多用。

应用指南

治疗痛经

红花、桃仁、当归、白芍药各9克，川芎、熟地黄各12克，水煎服。

治疗冠心病、心绞痛

红花15克，丹参、郁金香18克，瓜蒌30克，制成浸膏压成片剂30片，每服10片，每日3次，4周一疗程。

治疗慢性萎缩性胃炎

米仁、生黄芪、党参各30克，莪术、川连、白术、乌梅、杏仁各10克，白芷、红花、香茶菜、蛇舌草各15克，蒲黄、五灵脂各9克，水煎服。

桃仁

别名：桃核仁、山桃仁、毛桃仁

《本草纲目》记载桃仁："主血滞风痹，骨蒸，肝疟寒热，鬼疰疼痛，产后血病。"

性味归经

苦、甘，平；有小毒。归心、肝、大肠经。

传统功用

❶ 活血祛瘀：用于血瘀诸证及内痈，如妇女血分瘀滞所致之闭经、痛经、产后瘀阻腹痛、癥瘕及外伤瘀肿疼痛，肺痈咳吐脓血、肠痈腹痛等，常与清热凉血解毒药配伍应用。

❷ 润肠通便：用于津伤肠燥、大便秘结等；还用于治疗痰咳气喘等。

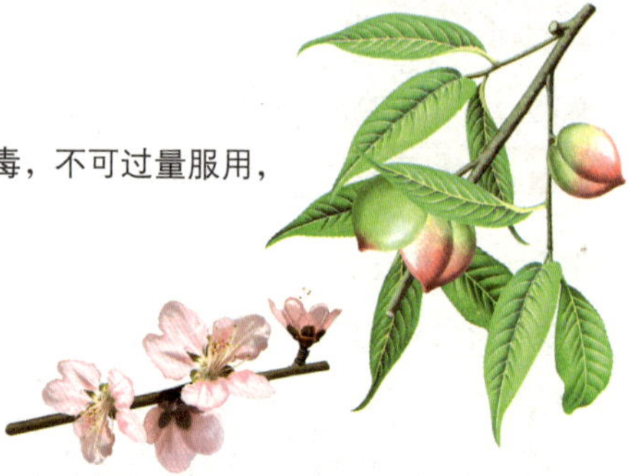

用量用法

煎服，5～10克。本品有毒，不可过量服用，孕妇忌服，便溏者慎用。

应用指南

✤治疗便秘

桃仁、当归、杏仁各9克，枳壳6克，生地黄、火麻仁各12克，水煎服。

✤治疗哮喘

桃仁、杏仁、白胡椒各6克，生糯米10粒，研为细末，鸡蛋调匀外敷于双脚心和手心。

益母草

别名：益母、茺蔚、坤草、益母蒿、月母草、地母草

《本草纲目》记载益母草："活血破血，调经解毒。治胎漏，产难，胎衣不下，血晕，血风，血痛，崩中漏下，尿血，泻血，疳痢痔疾，打扑内损，瘀血，大便、小便不通。"

性味归经

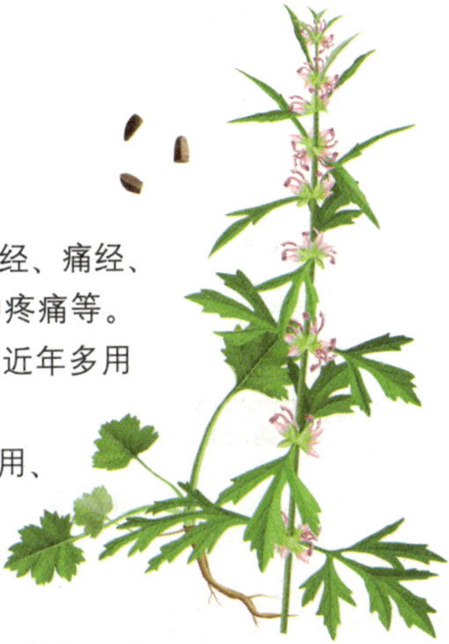

苦、辛，微寒。归心、肝、膀胱经。

传统功用

❶ 活血祛瘀：用于妇女血分瘀热、闭经、痛经、产后瘀阻腹痛等，还可治疗外伤瘀肿疼痛等。

❷ 利水消肿：用于水肿小便不利等，近年多用于治疗肾炎水肿。

❸ 清热解毒：用于疮毒、乳痈等，外用、内服均可。

用量用法

煎服，10 ~ 30 克，鲜品 15 ~ 40 克。孕妇忌服，血虚无瘀者慎用。

应用指南

治疗痛经

益母草 30 克，延胡索 20 克，鸡蛋 2 个，加水同煮，鸡蛋熟后去壳再煮片刻，去药渣，吃蛋饮汤，经前每天一次，连服 5 ~ 7 天。

治疗闭经

益母草 30 克，橙子 35 克，红糖 50 克，水煎服，每天一次，连服数次。

土鳖虫

别名：地鳖、簸箕虫、地鳖虫、土元、臭虫母、土虫、蚂蚁虎

《本草纲目》记载土鳖虫："行产后血积，折伤瘀血。治重舌，木舌，口疮，小儿腹痛夜啼。"

性味归经

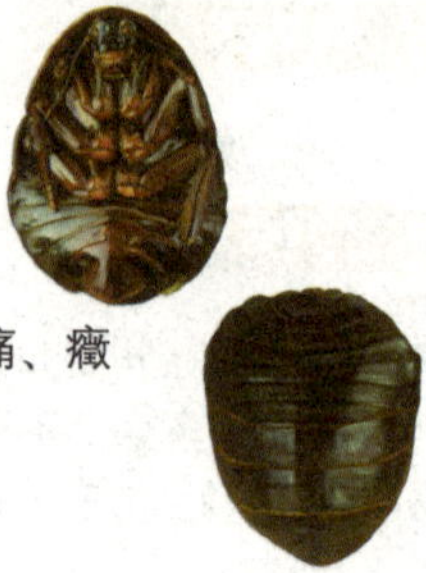

咸，寒；有小毒。归肝经。

传统功用

❶ 破血逐瘀：用于瘀血闭经、产后瘀滞腹痛、癥瘕痞块等。

❷ 续筋接骨：用于筋伤骨折、瘀肿疼痛等。

用量用法

煎服，3 ~ 10 克；研末服，1 ~ 1.5 克；外用适量。孕妇及月经过多者忌服。

应用指南

✤治疗鼻咽癌

土鳖虫、炮穿山甲、地龙、三七各 3 克，蜈蚣 3 条，焙干，研末，和米酒适量内服，能使鼻咽腔血性分泌物及肿瘤消失。

✤治疗经闭

土鳖虫、桃仁各 6 克，大黄 15 克，酒、水各半煎服。

✤治疗白血病

土鳖虫、炮穿山甲、三棱、莪术、赤芍药、红花、当归各 9 克，丹参 15 克，水煎服。

三棱

别名：京三棱、红蒲根、光三棱

《本草纲目》记载三棱："下乳汁""破气散结，故能治诸病。其功可近于香附而力峻，故难久服。"

性味归经

辛、苦，平。归肝、脾经。

传统功用

❶ 破血祛瘀：用于癥瘕积聚、气滞血瘀引起的闭经等。

❷ 行气止痛：用于食积气滞、脘腹胀痛等，常配伍消食行气药；常与莪术相须为用，三棱偏于破血，莪术偏于破气。

用量用法

煎服，3 ~ 10 克。孕妇及月经过多者忌用。

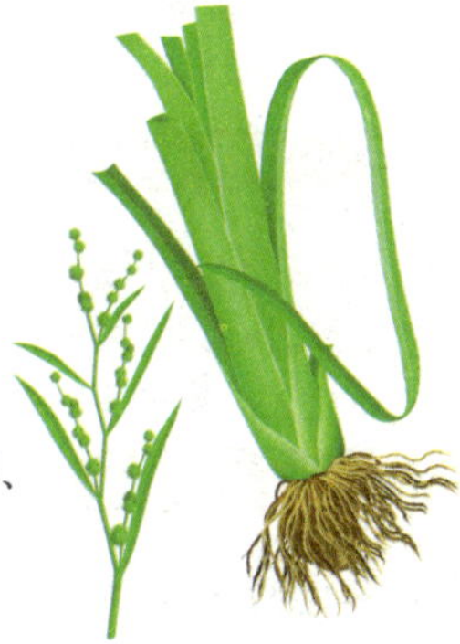

应用指南

治疗食管癌

三棱、莪术、槟榔、青皮、半夏、苏子、生姜各 9 克，乌药 6 克，吴茱萸、甘草各 4 克，当归、牡蛎各 15 克，干蟾 2 个，水煎服，每日一剂。

治疗卵巢癌

三棱、莪术、海藻、昆布、麦芽、制半夏、夏枯草各 9 克，青皮 6 克，牡蛎 30 克，水煎服，每日一剂，能使瘀滞等症状缓解。

治疗癥瘕积聚

三棱、红花各 9 克，赤芍药、莪术、香附各 6 克，水煎服。

半夏

别名：水玉、地文、守田、示姑、羊眼半夏、地珠半夏、麻芋果、老和尚头

《本草纲目》记载半夏："除腹胀，目不得瞑，白浊，梦遗，带下。"。

性味归经

辛，温；有毒。归脾、胃、肺经。

传统功用

❶ 燥湿化痰：用于湿痰壅滞、痰多咳喘等。

❷ 降逆止呕：用于胃寒及痰饮呕逆等，适当配伍，还可用于胃虚呕吐、胃热呕吐、妊娠呕吐等。

❸ 消痞散结：用于治疗心下痞、结胸、梅核气等，生品外用还可治瘿瘤痰核、痈疽肿毒等。

用量用法

煎服，3～10克；外用适量，磨汁涂或研末以酒调敷患处。反乌头。因其性辛温燥烈，故阴虚燥咳、津伤口渴、血热证、热痰等忌用或慎用。

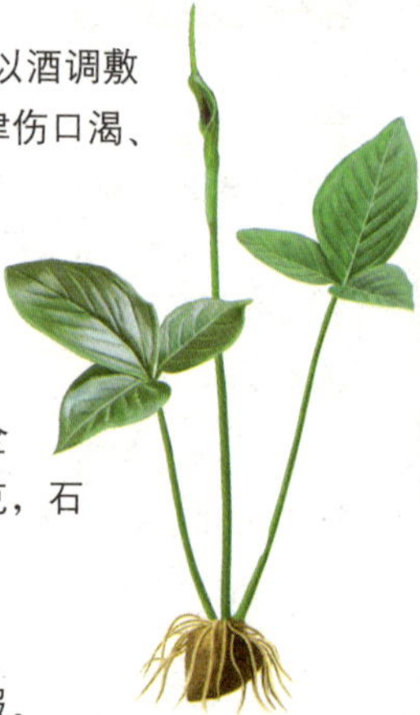

应用指南

✤治疗食管癌

半夏、川贝母、丹参、沙参、郁金、桃仁、全瓜蒌各9克，红花、佛手各4.5克，枳壳3克，石见穿30克，水煎服，每日一剂，分3次服。

✤治疗湿痰喘咳

半夏、陈皮、茯苓各6克，甘草3克，水煎服。

白附子

别名：野半夏、野慈姑、剪刀草

《四川中药志》（1960年版）记载白附子："镇痉止痛，祛风痰。治面部病，中风失音，心痛血痹，偏正头痛，喉痹肿痛，破伤风。"

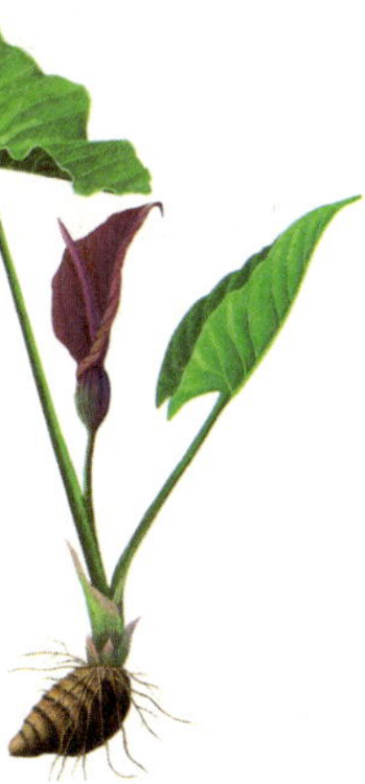

性味归经

辛、甘，温；有毒。归胃、肝经。

传统功用

❶ 燥湿化痰，祛风止痉：用于风痰滞络、口眼㖞斜，中风痰盛、偏瘫失语，破伤风、寒湿头痛等。

❷ 解毒散结：外用可治疗痰核瘰疬、毒蛇咬伤等。

用量用法

煎服，一般炮制后用，3～5克；外用生品适量捣烂，熬膏或研末以酒调敷患处。阴虚血虚动风或热动肝风及孕妇忌用。

应用指南

治疗面瘫

白附子、川芎、当归、钩藤、浙贝母、防风各10克，全蝎、羌活、蝉蜕、甘草、地龙各6克，天麻12克，蜈蚣5条，研成细末，每次5克，每日3次，开水冲服。

治疗黄褐斑

白附子、白及、白芷各6克，白蔹、白术各4.5克，密陀僧3克，共研细末，每次用少许药末放入鸡蛋清调成稀膏，临睡前先用温水浴面，然后将药膏涂于有斑处，晨起洗净。

胖大海

别名：安南子、大洞果、胡大海、大发、大海子，通大海

《全国中草药汇编》记载胖大海："清肺热，利咽喉，清肠通便。治慢性咽炎，热结便秘。"

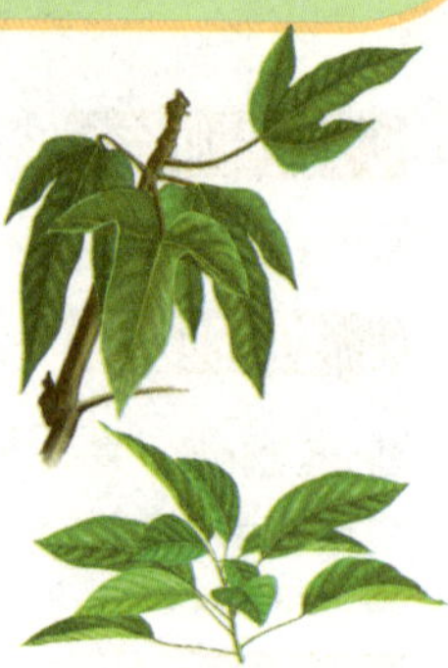

性味归经

甘，寒。归肺、大肠经。

传统功用

❶ **清宣肺气，利咽疗哑**：用于肺热郁闭、声音嘶哑、咽喉肿痛、痰热咳嗽。多单用代茶饮，亦常和牛蒡子、桔梗、蝉蜕、甘草配伍使用。

❷ **清肠通便**：用于热结便秘所致的头痛、目赤、牙痛等。

用量用法

2～4枚，沸水泡服或煎服。脾胃虚寒泄泻者慎服。

应用指南

治疗便秘

胖大海3～5枚，常与桔梗、生甘草、蝉蜕、薄荷、金银花、麦冬等配伍应用，轻症可单独泡水饮用，重症常配伍大黄、芒硝等消热利泻药。

治疗红眼病

胖大海3～4枚，用凉开水将其泡散备用，以0.9%的生理盐水冲洗患眼后，将泡散的胖大海完全覆盖患眼上下睑（每只患眼1～2枚），纱布固定后仰卧，每晚一次，3～4日效果显著。

杏仁

别名：杏核仁、杏子、木落子、杏梅仁、苦杏仁

《本草纲目》记载杏仁："杀虫，治诸疮疥，消肿，去头面诸风气、皰。"

性味归经

苦，微温；有小毒。归肺、大肠经。

传统功用

❶ **止咳平喘**：用于风寒咳喘等，适当配伍，还可用于风热、肺热、寒饮引起的咳喘。

❷ **润肠通便**：用于肠燥便秘等。

用量用法

煎服，3～10克，生品入煎剂宜后下。有小毒，勿过量服用，婴儿慎用。

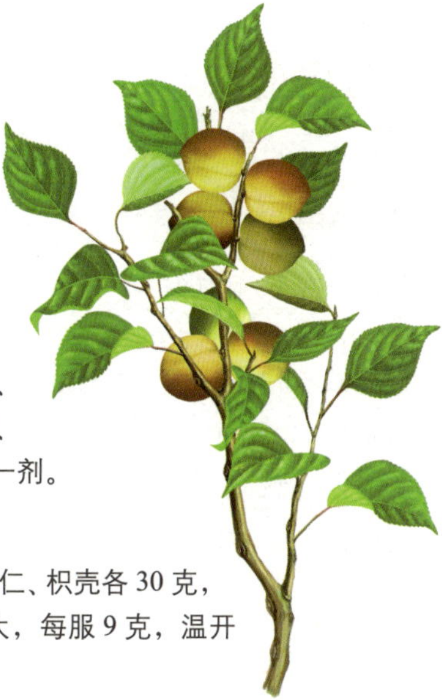

应用指南

治疗肺癌

杏仁、北沙参、枇杷叶、黄芪、蒲黄、蜂房、漏芦各9克，石燕、半边莲各30克，水煎服，每日一剂。

治疗肠燥便秘

杏仁、桃仁、当归、生地黄、火麻仁、枳壳各30克，共研细末，炼蜜为丸，梧桐子大，每服9克，温开水送服。

枇杷叶

别名：杷叶、巴叶、芦桔叶

《本草纲目》记载枇杷叶："和胃降气，清热解暑毒，疗脚气。"

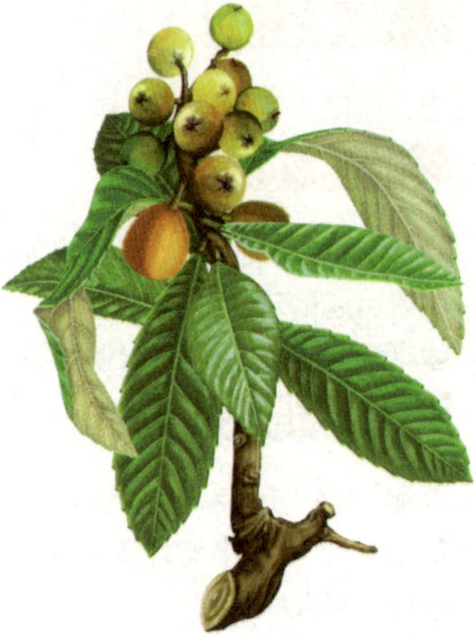

性味归经

苦，微寒。归肺、胃经。

传统功用

❶ 清肺止咳：用于肺热燥热所致之咳痰黄黏、咯血咽干等。

❷ 和胃止呕：用于胃热、呕秽、烦渴等。

用量用法

煎服，5～10克。

应用指南

✤治疗急性支气管炎

枇杷叶20克，炙麻黄4.5克，杏仁、百部、半夏、沙参各12克，炙甘草、知母各6克，炙白前、川贝母、紫菀、款冬花各9克，水煎服。

✤治疗慢性支气管炎

枇杷叶15克，粳米50克，冰糖适量。先将枇杷叶布包水煎，去渣取浓汁，再加入粳米和水煮粥，粥将成时加入冰糖稍煮，每日早、晚用之佐餐，适用于痰热证。

白果

别名：灵眼、佛指甲

《本草纲目》记载白果："熟食温肺益气，定喘嗽，缩小便，止白浊。生食降痰，消毒杀虫；嚼浆涂鼻面手足，去疱、皴皴及疥癣、疳、阴虱。"

性味归经

甘、苦，平；有毒。归肺经。

传统功用

❶ **敛肺平喘**：用于咳喘气逆、痰多等，无论偏寒、偏热均可。

❷ **收涩止带，除湿**：用于白浊带下，无论下元虚衰、白带清稀或湿热下注、带下黄浊，随症配伍均可使用。

用量用法

煎服，5 ~ 10 克，捣碎。本品有毒，不宜大量生食；咳嗽痰稠不利者慎用。

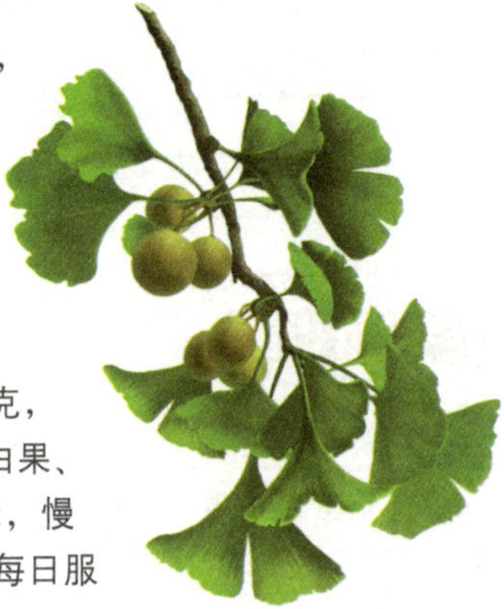

应用指南

✤治疗下元虚衰之白带清稀

白果 6 克，莲子 15 克，糯米 50 克，乌鸡 1 只。将乌鸡去毛及内脏，白果、莲子研末，纳入鸡胸内，再入米，慢火煮熟，调味即可，食肉饮粥，每日服 2 次。

✤治疗肺癌

白果 25 克，大枣 20 枚，糯米 50 克，同煮粥。早、晚空腹温服。

朱砂

别名：丹砂、赤丹、汞沙

《本草纲目》记载朱砂："治惊痫，解胎毒、痘毒，驱邪疟，能发汗。"

性味归经

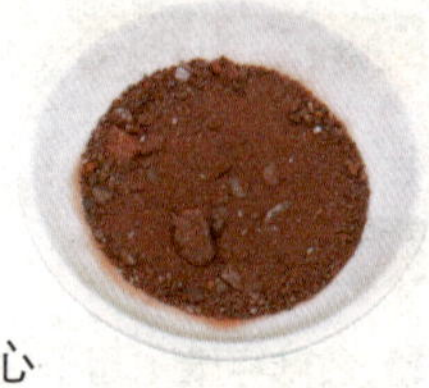

甘，微寒；有毒。归心经。

传统功用

❶ **镇心安神**：用于心经火盛、躁扰不安、心烦不眠、温热病、邪热内积、高热烦躁、谵语；配伍补心安神药，还可用于气血不足、心失所养、失眠健忘等。

❷ **解毒疗疮**：外用可治疗咽喉肿痛、口舌生疮、热毒疮痈等，还可用作丸药外衣，有安神、防腐之功。

用量用法

0.1 ~ 0.5 克，多入丸散服，不宜入煎剂；外用适量。忌火煅，宜水飞（用水稍煮一下）入药。本品有毒，不宜过量、久服，以免汞中毒，肝肾病患者慎用。

应用指南

✤防治宫颈癌

朱砂、牛黄各 0.06 克，红升丹 0.03 克，甘草 0.15 克，研匀，为一粒量，每次服一粒，每日 2 ~ 3 次，饭后服。

✤治疗惊悸失眠

朱砂 10 克，生地黄、当归各 30 克，黄连 45 克，甘草 15 克，研匀，炼蜜为丸，丸重 9 克，每服一丸，每日 1 ~ 2 次。

琥珀

别名：虎珀、虎魄、琥魄、兽魄

《药性论》记载琥珀：“治产后血瘀痛。”《名医别录》记载琥珀：“主安五脏，定魂魄……消瘀血，通五淋。”

性味归经

甘，平。归心、肝、膀胱经。

传统功用

❶ 定惊安神：用于癫痫惊狂、小儿痰热惊风等；还可治疗失眠多梦，适当配伍，不论虚实均可使用。

❷ 活血散瘀：用于妇女血分瘀滞、闭经、癥瘕、产后瘀阻腹痛、胸痹绞痛等。

❸ 利尿通淋：用于血淋涩痛、小便不利等，常配伍通淋止血药。

用量用法

研末冲服，或入丸散，每次 1.5 ～ 3 克；外用适量。不入煎剂，忌火煅。

应用指南

✤治疗小儿诸惊、四时感冒所致的烦躁不安

琥珀、天竺黄、檀香、人参、白茯苓各 45 克，甘草 90 克，枳壳（麸炒）、枳实（麸炒）各 30 克，水飞朱砂 150 克，山药 500 克（锉作小块，慢火炒令热透），胆南星 30 克，金箔百片（去护纸，取见成药 30 克，同在乳钵内研末，仍和匀前药末用）。前 12 味，除朱砂、金箔不入研，檀香不过火外，内余 9 味或晒或焙，同研为末，和匀；朱砂、金箔各 30 克，取新汲井水 30 克，重入乳钵内略杵匀，随手丸如绿豆大一粒，阴干，用葱汤化服，2 岁以上幼儿每次 1 丸或 2 丸。

酸枣仁

别名：枣仁、酸枣核

《本草纲目》记载酸枣仁："其仁甘而润，故熟用疗胆虚不得眠、烦渴虚汗之证，生用疗胆热好眠，皆足厥阴、少阳药也。"

性味归经

甘、酸，平。归心、肝、胆经。

传统功用

❶ **养心安神**：用于心肝阴血不足、虚火上扰、心神不安、虚烦不眠等，常配伍养血安神药。

❷ **敛汗生津**：用于阴虚盗汗、气虚自汗、津伤口渴等，常配伍益气养阴药。

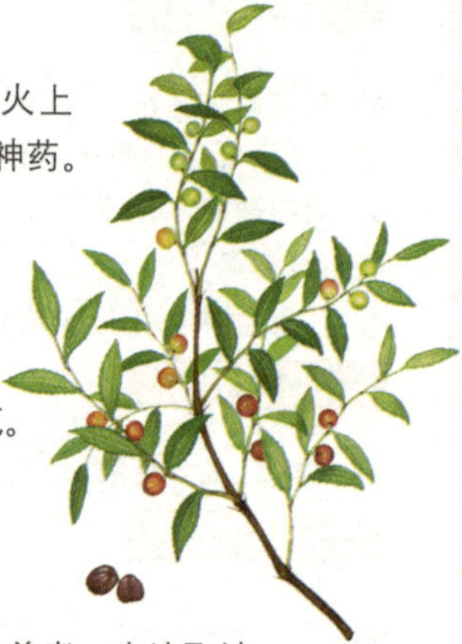

用量用法

煎服，9 ~ 15 克；研末吞服，每次 1.5 ~ 2 克。

应用指南

治疗老年神经衰弱

炒酸枣仁 60 克，粳米 400 克。将酸枣仁煎煮，去渣取汁，与粳米一起煮粥，具有抑制中枢神经系统、镇静、催眠等作用。

治疗失眠

酸枣仁、茯苓各 15 克，远志 5 克，猪心 1 个。把猪心切成两半，洗干净，放入净锅内，然后把洗干净的酸枣仁、茯苓、远志一块放入，加入适量水置于火上，用大火烧开后撇去浮沫，移小火炖至猪心熟透即可。每日一剂，吃心喝汤。此汤有补血养心、益肝宁神之功用，可治疗心肝血虚引起的心悸不宁、失眠多梦、记忆力减退等证。

柏子仁

别名：柏实、柏子、柏仁、侧柏子

《本草纲目》记载柏子仁："养心气，润肾燥，安魂定魄，益智宁神；烧沥，泽头发，治疥癣。"

性味归经

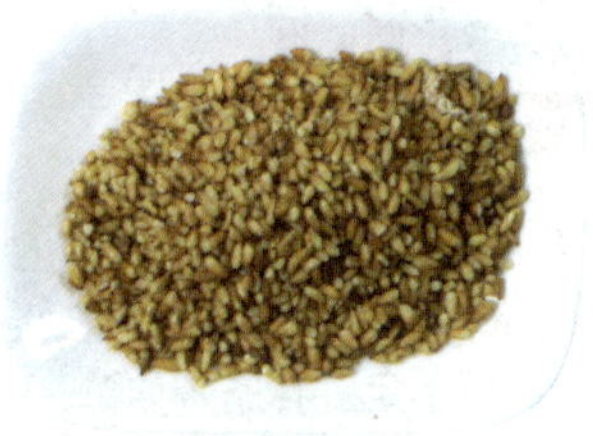

甘，平。归心、肾、大肠经。

传统功用

❶ **养心安神**：用于心阴不足、心血亏虚、心神失养之失眠多梦、惊悸怔忡以及体虚多汗等，常配伍补气养血药。

❷ **润肠通便**：用于阴血虚少、肠燥便秘等。

用量用法

煎服，10 ~ 20 克。便溏及痰多者慎用。

应用指南

✤治疗面色萎黄

柏子仁 15 克，粳米 100 克，水 600 ~ 800 毫升，蜂蜜 25 克。柏子仁去尽皮壳，捣烂，粳米淘净，一起放入锅中，加水大火煮沸，再用小火熬至汤浓米烂。每日 1 ~ 2 次，趁温热时服食。粥中以柏子仁少佐蜂蜜，润肤泽面效果更好。

✤治疗老年人虚性便秘

柏子仁、火麻仁、松子仁各等份，共研细末，熔白蜡丸如梧桐子大，以少黄丹汤服 20 ~ 30 丸，饭前服。

石决明

别名：鲍鱼甲、千里光、海决明、鲍鱼壳、鲍鱼皮

《本草纲目》记载石决明："通五淋。"《本草求原》记载石决明："软坚，滋肾，治痔漏。"

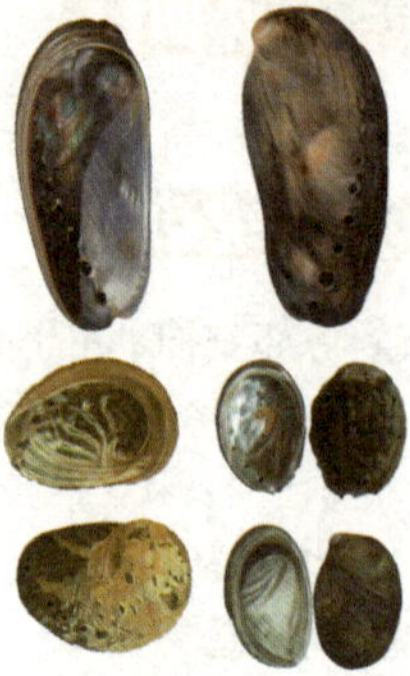

性味归经

咸，寒。归肝经。

传统功用

❶ 平肝潜阳：主治肝阳上亢、眩晕头痛等。

❷ 清肝明目：用于肝火上炎、目赤肿痛，或肝阴不足、目暗不明等。

用量用法

煎服，3～15克，宜打碎先煎。

应用指南

✤治疗高血压

石决明24克，黄芪、当归、牛膝、生牡蛎、白芍药、玄参、桑枝、磁石、补骨脂、牡丹皮、乌药、独活各6克。石决明、生牡蛎、磁石先煎30～60分钟，放入其他药续煎，取其煎液加温水适量，入浴盆足浴，每次1小时，每日一次，每次一剂，连续7～10剂。可平肝潜阳，适用于高血压头晕头痛、小便短少、肢体水肿、麻木等。

药理作用

抗肝损伤，耐缺氧，抑菌，扩张气管、支气管平滑肌，免疫抑制等。

牡蛎

别名：蛎蛤、牡蛤、蛎房、海蛎子壳、海蛎子皮

《本草纲目》记载牡蛎："化痰软坚，清热除湿，止心脾气痛，痢下，赤白浊，消疝瘕积块，瘿疾结核。伏硇砂。"

性味归经

咸，微寒。归肝、胆、肾经。

传统功用

❶ 平肝潜阳：主治肝阴不足、肝阳上亢、眩晕头痛，外感温病后期、热灼真阴、虚风内动，阳气躁动、上扰心神、烦躁不眠等。

❷ 收敛固涩：主治正虚不固、虚汗、遗精、带下、崩漏等。

❸ 软坚散结：用于痰火郁结之瘰疬、痰核等，近年来常用于治疗肝脾肿大；本品还能制酸，可用于胃酸过多、胃溃疡等。

用量用法

煎服，9 ~ 30 克，宜打碎先煎。

应用指南

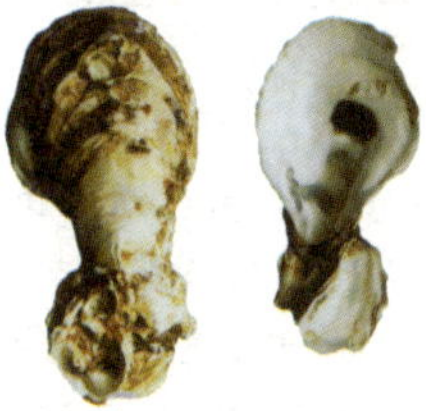

✤治疗甲状腺癌

牡蛎 60 克，苍耳草、贯众各 30 克，海藻、蒲黄根、玄参各 15 克，水煎服，能使坚肿软缩，压迫症状减轻。

✤治疗肝癌

牡蛎 30 克，制鳖甲 12 克，八月札、太子参、黄芪、郁金、凌霄花、香附各 9 克，水煎服，能使肝区郁痛减轻，硬结与肿块软缩，宜用于原发性肝癌。

牛黄

别名：犀黄

《本草纲目》记载牛黄："痘疮紫色，发狂谵语者可用。"

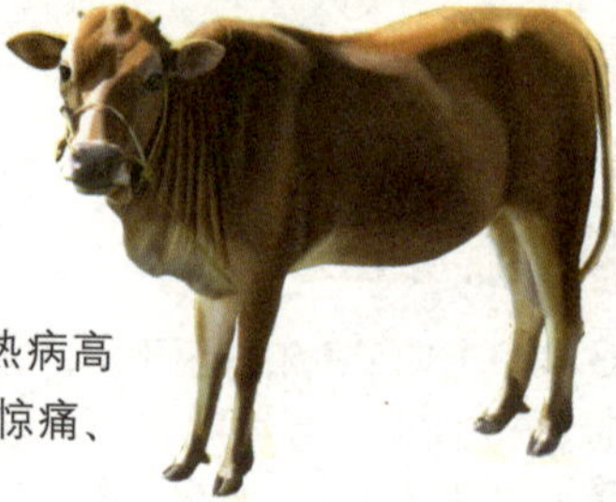

性味归经

甘，凉。归心、肝经。

传统功用

❶ **豁痰开窍，息风止惊**：用于热病高热、神昏谵语、惊厥抽搐、小儿惊痛、中风痰迷、癫痫发狂等。

❷ **清热解毒**：用于热毒疮痈、咽喉肿烂、口舌生疮等。

用量用法

0.15 ~ 0.35 克，多入丸散用；外用适量，研末敷患处。孕妇慎服。

应用指南

✤治疗温病邪入心包，神昏谵语

牛黄、郁金、水牛角浓缩粉、黄连、朱砂各 50 克，梅片、麝香各 12.5 克，珍珠 25 克，山栀子、雄黄、黄芩各 50 克。上药共研为极细末，炼老蜜为丸，每丸 5 克，金箔为衣，蜡护，脉虚者人参汤下；脉实者金银花、薄荷汤下，每服一丸。

✤治疗乳腺癌

牛黄 1.5 克，水牛角浓缩粉 30 克，麝香 7.5 克，乳香、没药（各去油）各 50 克，共研极细末，黄米饭 50 克，捣烂为丸，忌火烘，晒干，陈酒送下 15 克，临睡前服。

天麻

别名：明天麻、鬼督邮、冬彭

《本草纲目》记载天麻："主诸风湿痹，四肢拘挛，小儿风痫惊气，利腰膝，强筋力。"

性味归经

甘，平。归肝经。

传统功用

❶ **息风止痉**：用于肝风内动、惊痫抽搐及高热急惊风、脾虚慢惊风、破伤风等。

❷ **平肝潜阳**：主治肝阳眩晕、风痰眩晕、血虚眩晕等。

❸ **祛风止痛**：用于风湿痹痛及偏正头痛等。

用量用法

煎服，3～9克，研末冲服，每次1～1.5克。

应用指南

✤治疗偏头痛

天麻75克，附子（炮制，去皮、脐）、半夏（汤洗7遍，去滑）各50克，荆芥穗、木香、川芎各25克，桂枝（去粗皮）0.5克。上7味，捣碎为末，入乳香和匀，滴水为丸，如梧桐子大，每服5丸，渐加至10丸，清茶下，每日3次。

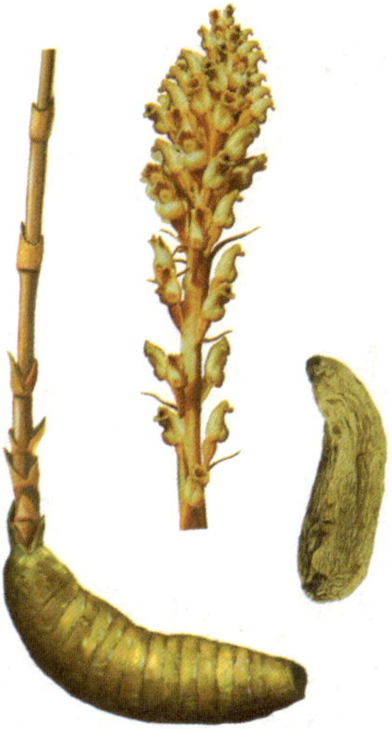

人参

别名：人衔、鬼盖、黄参、血参、神草、地精、棒棰

《本草纲目》记载人参："治男妇一切虚证，发热自汗，眩晕头痛，反胃吐食，痎，滑泄久痢，小便频数淋漓，劳倦内伤，中风中暑，痿痹，吐血，嗽血，下血，血淋，血崩，胎前产后诸病。"

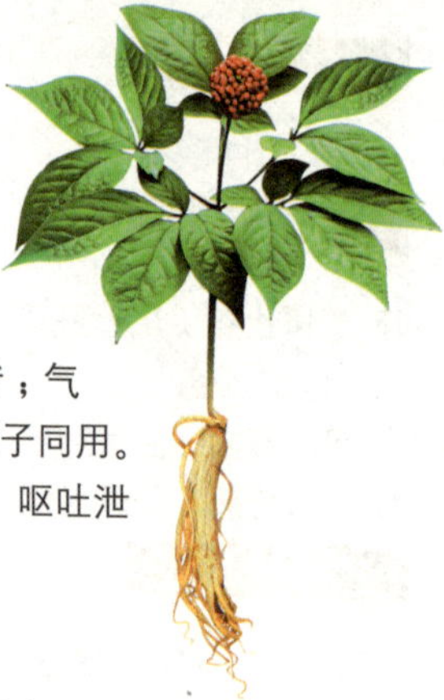

性味归经

甘、微苦，平。归脾、肺、心经。

传统功用

❶ 大补元气：用于气虚欲脱，症见面色苍白，心悸不安、虚汗不止、脉微欲绝者；气脱亡阳，兼有泛汗淋漓、四肢不温，常与附子同用。

❷ 补脾益肺：用于脾胃虚弱、食少便溏、呕吐泄泻、舌淡脉缓、肺气不足、咳喘乏力。

用量用法

3～19克，宜文火另煎兑服；野山参研粉末吞服，一次2克，每日2次。

应用指南

✤治疗肺虚久咳

人参末60克，鹿角胶（炙，研末）30克，每服9克，用薄荷、淡豆豉汤一盏，葱少许，入铫子煎一二沸，倒入盏内，遇咳时，温服3～5口。

✤治疗消渴引饮无度

人参、瓜蒌根各等份，共研为细末，炼蜜为丸，如梧桐子大，每服30丸，麦冬汤送下。

大枣

别名：干枣、美枣、良枣、红枣、干赤枣、胶枣、南枣、白蒲枣、半官枣、刺枣

《本草汇言》记载大枣："补中益气，壮心神，助脾胃，养肝血，保肺气，调营卫，生津之药也。"

性味归经

甘，温。归脾、胃经。

传统功用

❶ 养血安神：用于血虚、面色萎黄及心失所养、血虚脏燥者。

❷ 补中益气：用于中气不足、脾胃虚弱所致诸证。

❸ 缓和药性：常与药性峻烈或有毒药物配伍，可以缓解其毒烈之性，并有保护胃气的作用。

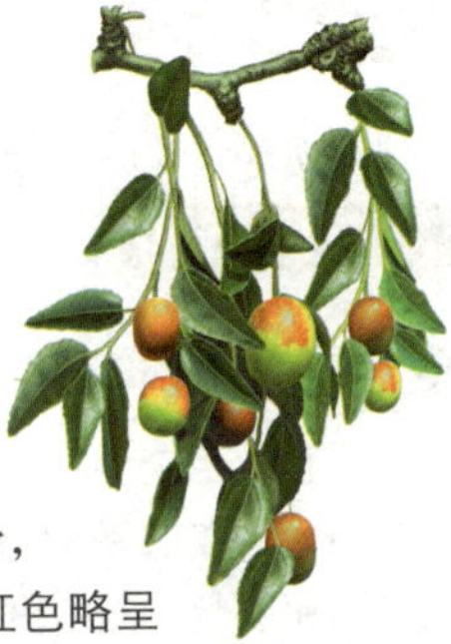

用量用法

煎服，6 ~ 15 克。

应用指南

治疗皮肤癌

大枣（去核）1 枚，白砒 1 克。将白砒研粉，装入去核大枣内，置烤箱中，烤至大枣由红色略呈黑褐色，取出研细，外敷于癌瘤表面，10 天换一次药，2 ~ 3 次后组织可结痂、坏死、脱落；再用铅丹、乳香按 3 ∶ 1 比例混合，研细，外敷，使创面逐渐清洁、收缩。

治疗再生障碍性贫血和缺铁性贫血

大枣（去核）、桂圆肉、猪骨髓各 60 克，熬制成膏，每服 2 汤匙，每日 3 次。

饴糖

别名：胶饴、软糖

《本草纲目》记载饴糖："解附子、草乌头毒。"《名医别录》记载饴糖："主补虚乏，止渴，去血。"

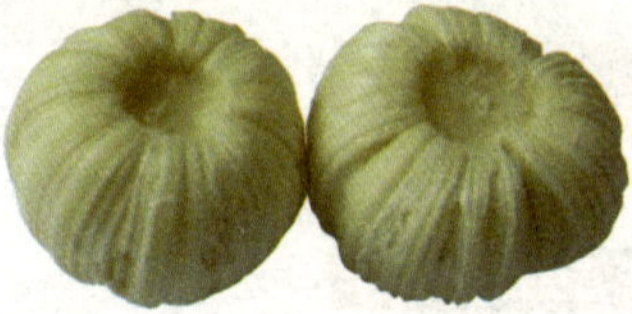

性味归经

甘，温。归脾、胃、肺经。

传统功用

❶ **补脾益气，缓急止痛**：用于脾胃气虚、中焦虚寒、纳少乏力、脘腹冷痛等，常与益气温中养血药同用。

❷ **润肺止咳**：用于肺虚久咳、气短气喘、干咳少痰等，常配伍止咳药。

用量用法

入汤剂须烊化冲服，每次 15 ~ 20 克；亦可熬膏或入丸剂。

应用指南

✤治疗风寒咳嗽

饴糖适量，生姜 10 克。将生姜洗净，切丝，放入瓷杯内，用滚开水冲泡，加盖温浸 10 分钟，再加入饴糖适量，代茶频频饮服，不拘时间和次数，无须出汗。

✤治疗外感风寒哮喘性支气管炎

饴糖 250 克，干姜 30 克，淡豆豉 15 克，植物油少许。将干姜、淡豆豉加水用文火煎煮，每 30 分钟取汁一次，共取 2 次；混合 2 次液汁用文火煎浓，加饴糖搅匀，继续用文火煎熬，至用筷子能挑起糖丝时停火；将浓汁倒入涂有植物油的陶瓷盘内，摊平，稍凉，用刀划成 100 小块即可。每日 3 次，每次服食 3 小块。

蜂蜜

别名：石蜜、石饴、食蜜、蜜、白蜜、白沙蜜、蜜糖、沙蜜、蜂糖

《本草纲目》记载蜂蜜："和营卫，润脏腑，通三焦，调脾胃。"

性味归经

甘，平。归肺、脾、大肠经。

传统功用

❶ 补中缓急：用于脾胃虚弱、脘腹作痛、倦怠食少等。

❷ 润肺止咳：用于肺燥干咳无痰，或痰少而黏、咽干口燥及肺虚久咳等。

❸ 润肠通便：用于体虚津枯、肠燥便秘等，可单用本品或制成栓剂使用。

❹ 解毒：外敷可治疗疮疡肿痛、水火烫伤等；内服可解乌头、附子引起的中毒。

用量用法

煎服或冲服，15 ~ 30 克；制丸剂、膏剂或栓剂等，随方适量。本品能助湿，令人中满，且可滑肠，故湿热痰滞、胸闷及大便溏泻者忌用。

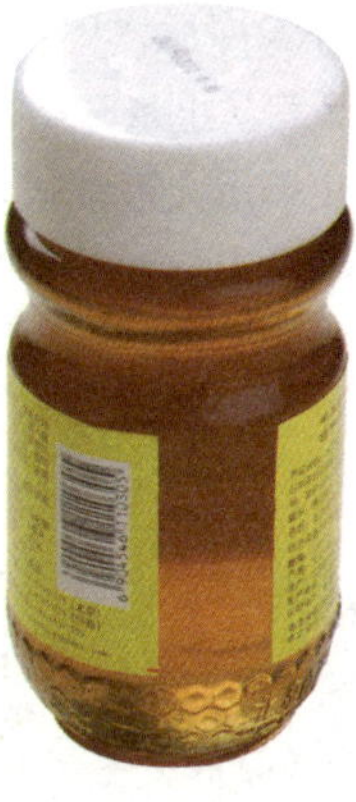

应用指南

治疗咳嗽

蜂蜜 500 克，生姜 1000 克（取汁），以微火煎煮，使姜汁尽，只剩蜂蜜，制丸如枣大，每次含一丸，每日 3 次，禁一切杂食。

鹿茸

别名：斑龙珠

《本草纲目》记载鹿茸："生精补髓，养血益阳，强健筋骨。治一切虚损，耳聋，目暗，眩晕，虚痢。"

性味归经

甘、咸，温。归肾、肝经。

传统功用

❶ **补肾阳，益精血，调冲任：**用于肾阳不足、精血亏虚所致腰膝冷痛、遗精滑泄、阳痿早泄、小便频数，或妇女下焦虚寒、冲任不固、崩漏带下、宫冷不孕等。

❷ **强筋骨，托疮毒：**用于肾虚筋骨软弱及疮疡久溃不敛、阴疽内陷。

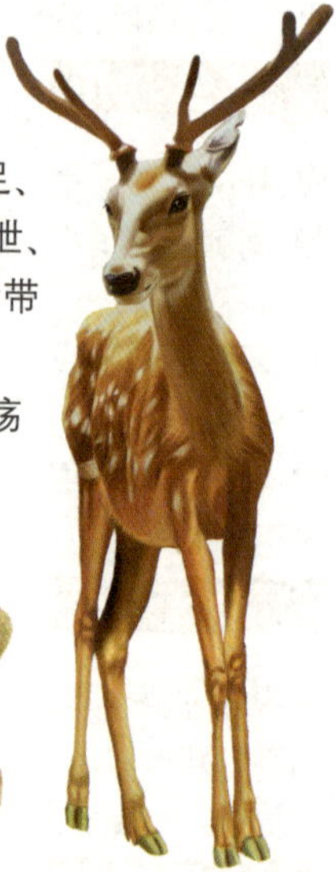

用量用法

研末冲服，1～2克。服用本品宜从小量开始，缓缓增加，不宜骤用大量，以免阳升风动，或伤阴动血；热证及阴虚阳亢者忌服。

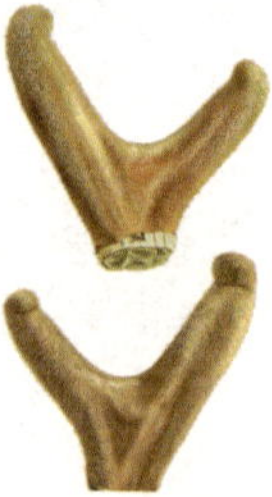

药理作用

增强机体免疫功能，促进生长发育，延缓衰老，增加冠脉流量，抗溃疡，促进创伤愈合等。

核桃仁

别名：胡桃肉、胡桃仁、羌桃

《本草纲目》记载核桃仁："补气养血，润燥化痰，益命门，利三焦，温肺润肠。治虚寒喘嗽，腰脚重痛，心腹疝痛，血痢肠风，散肿毒，发痘疮，制铜毒。"

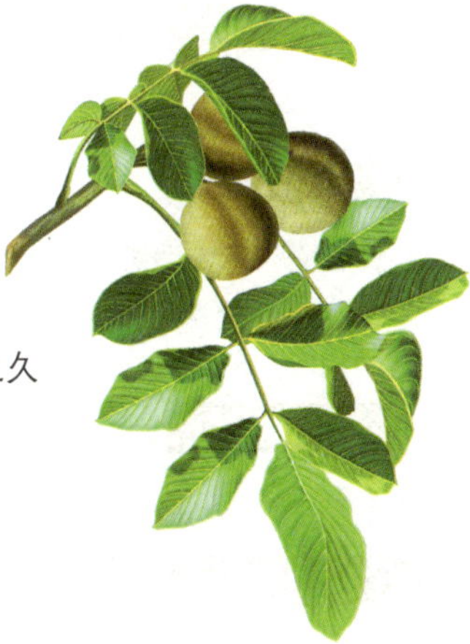

性味归经

甘，温。归肾、肺、大肠经。

传统功用

❶ **补肾助阳：**用于肾虚腰疼、筋骨无力等。

❷ **温肺止咳：**用于肺虚或肺肾两虚之久咳气喘、虚寒喘咳等。

用量用法

煎服，10 ~ 30 克。

应用指南

治疗肾虚腰痛，或虚寒咳喘、便秘

核桃仁 10 克，炒香嚼食。

治疗肾虚阳痿

核桃仁 200 克，马蹄 150 克，老鸭 1 只，鸡肉泥 120 克，鸡蛋清适量，葱、姜、玉米粉、黄酒、食盐各少许。老鸭处理净，滚水烫一遍，装入盘内，放葱、姜、食盐、黄酒，上笼蒸熟后取出。将老鸭对半切开，另用鸡蛋清、玉米粉、黄酒调成糊状，再把核桃仁、马蹄剁碎加入糊中，拌匀后，铺在鸭内膛上；将鸭子放入大油锅中用温火炸酥，成金黄色捞出，用刀切成条块。

海马

别名：水马、马头鱼、龙落子

《本草纲目》记载海马："暖水藏，壮阳道，消瘕块，治疔疮肿毒。"

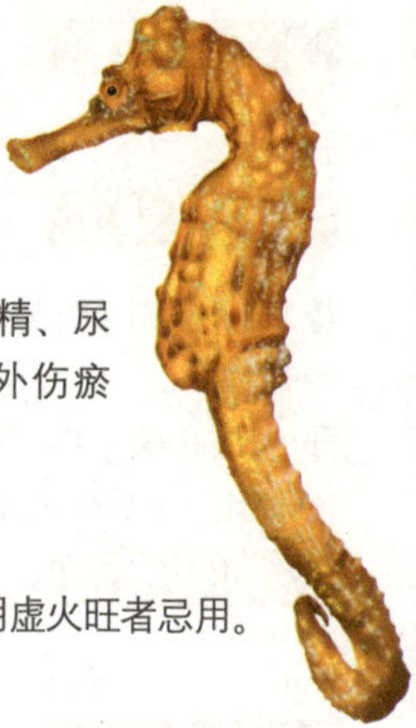

性味归经

甘，温。归肝、肾经。

传统功用

补肾壮阳，散结消肿：用于肾阳不足、阳痿遗精、尿频遗尿、腰膝酸痛及癥瘕积块、痈肿疮毒、外伤瘀血肿痛等。

用量用法

研末服，3～9克；外用适量，研末敷患处。孕妇及阴虚火旺者忌用。

应用指南

治疗癥瘕积块

海马1对（雌者黄色，雄者青色），木香30克，大黄（炒、锉）、青橘皮（汤浸，去白，焙）、白牵牛（炒）各60克，巴豆49粒。上6味，以童子小便浸软，青橘皮裹巴豆，以线系定，入小便内再浸7日，取出，麸炒黄，去巴豆，只使青橘皮并余药粗捣筛。每服1.5克，水1盏，煎3～5沸，去渣，临睡前温服。

治疗发背诸恶疮，兼治疔疮

海马（炙）1对，穿山甲（黄土炒）、水银、朱砂各6克，雄黄9克，轻粉3克，麝香少许。上除水银外，均研为末和合，入水银再研至无星，针破疮口，点药入内，每日一次。

肉苁蓉

别名：苁蓉、大芸、肉松蓉、纵蓉、地精、金笋

《玉楸药解》记载肉苁蓉："暖腰膝，健骨肉，滋肾肝精血，润肠胃结燥。"

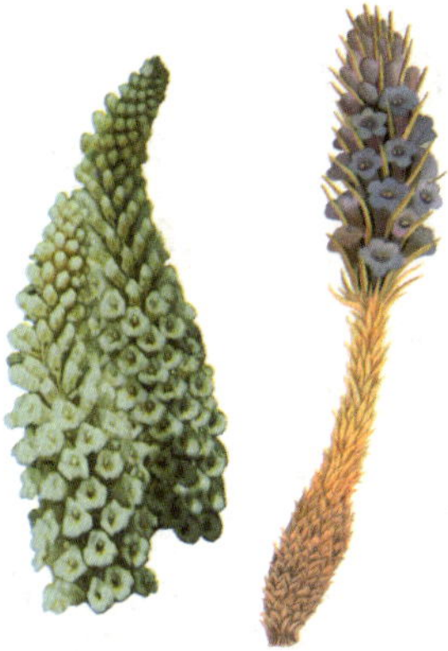

性味归经

甘、咸，温。归肾、大肠经。

传统功用

❶ **补肾阳，益精血**：用于肾阳不足、精血亏虚、阳痿、不孕以及筋骨无力、小儿五迟等。

❷ **润肠通便**：用于津枯肠燥之便秘。

用量用法

煎服，10～15克。阴虚火旺及大便泄泻者忌服。

应用指南

治疗老年性便秘

肉苁蓉、当归、干地黄、柏子仁、松子仁、郁李仁、枸杞子、火麻仁、陈皮、甘草各适量，水煎服。

治疗阳痿

肉苁蓉、菟丝子、蛇床子、五味子、远志、续断、杜仲各2克，捣碎，炼蜜为丸，如梧桐子大，每服5丸。

治疗肾虚遗精

肉苁蓉、鹿茸、山药、白茯苓各等份，共研为细末，米糊为丸，如梧桐子大，枣汤送下，每服30丸。

当归

别名：干归、马尾当归、秦归、马尾归、云归、西当归

《本草纲目》记载当归："治头痛、心腹诸痛，润肠胃筋骨皮肤。治痈疽，排脓止痛，和血补血。"

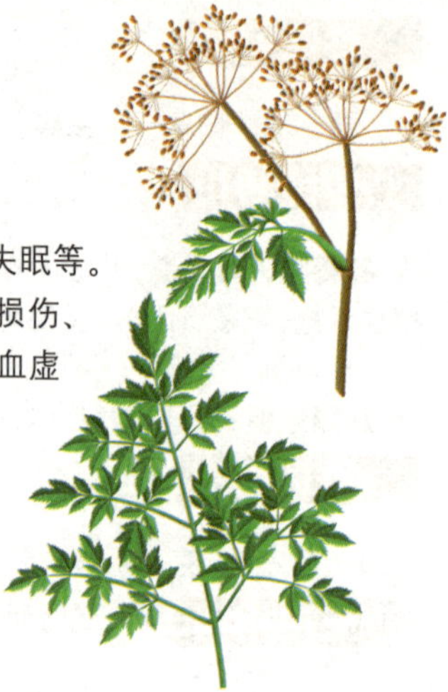

性味归经

甘、辛，温。归肝、心、脾经。

传统功用

❶ 补血调经：用于血虚萎黄、心悸失眠等。

❷ 活血止痛：用于血虚血瘀、跌打损伤、瘀肿作痛、风寒痹证、肢节疼痛、气血虚寒、腹中冷痛等。

❸ 润肠通便：用于血虚肠燥便秘。

用量用法

煎服，5～15克。湿盛肿满、大便泄泻者忌服。

应用指南

治疗月经不调

当归、熟地黄各9克，白芍药、川芎各6克，水煎服。

治疗肝癌

当归、瓦楞子各18克，漏芦12克，丹参、白扁豆、刺蒺藜各9克，石燕、香附各6克，半枝莲60克，水煎服，每日一剂，能减轻症状，消除肿痛，延长生命。

熟地黄

别名：熟地

《本草纲目》记载熟地黄："填骨髓，长肌肉，生精血；补五脏内伤不足，通血脉，利耳目，黑须发，男子五劳七伤，女子伤中胞漏，经候不调，胎产百病。"

性味归经

甘，微温。归肝、肾经。

传统功用

❶ **补血养阴：**用于血虚萎黄、头晕目眩、心悸失眠，妇女血虚、月经不调、崩漏失血等。

❷ **益精填髓：**用于肝肾阴虚、腰酸腿软、头目眩晕、失眠健忘、遗精盗汗，阴虚火旺、骨蒸劳热，内热消渴、烦热多饮等。

用量用法

煎服，10～30克；重用久服宜与陈皮、砂仁同用，以防黏腻碍胃。脾胃虚弱、气滞痰多、脘腹胀满及食少便溏者忌服。

应用指南

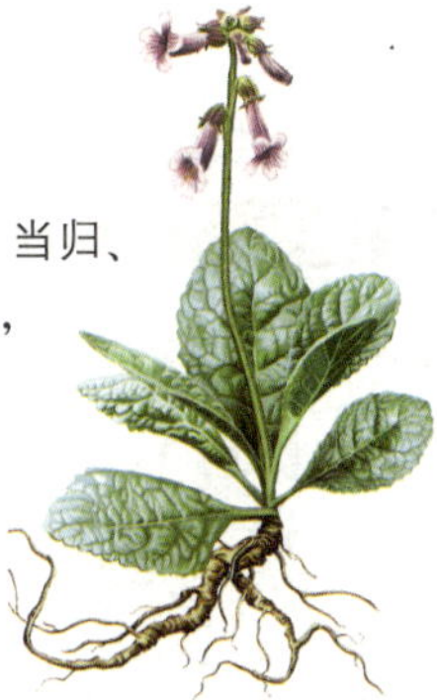

治疗宫颈癌

熟地黄、黄芪各12克，党参、白术、茯苓、当归、山药各9克，蜀羊泉、半枝莲各30克，切碎，加大枣5枚，水煎，分2次服，每日一剂。

治疗白血病

熟地黄、龟甲、黄芪各15克，急性子、赤芍药各9克，三棱、莪术、红花各6克，切碎，水煎服，每日一剂，适于急慢性白血病。

阿胶

别名：傅致胶、盆覆胶、驴皮胶

《本草纲目》记载阿胶："疗吐血、衄血、血淋、尿血，肠风，下痢；女人血痛、血枯，经水不调，无子，崩中，带下，胎前产后诸疾。和血滋阴，除风润燥，化痰清肺，利小便，调大肠。"

性味归经

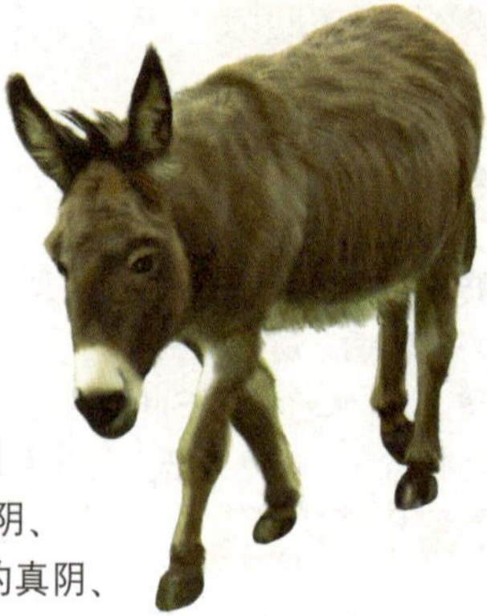

甘，平。归肺、肝、肾经。

传统功用

❶ **补血止血**：用于血虚萎黄、头晕、心悸，或吐血、衄血、便血、崩漏等多种出血。

❷ **滋阴润燥**：用于肺阴不足、肺燥干咳、少痰咯血、虚劳咳嗽，热病伤阴、虚火上炎、心烦不眠，热病后期、热灼真阴、虚风内动、手足抽搐。

用量用法

烊化兑服，5 ~ 15 克。本品性质黏腻，有碍消化，如脾胃虚弱、不思饮食或纳食不消、呕吐泄泻者忌服。

应用指南

✤治疗小儿肺虚、气粗喘促

阿胶（麸炒）45 克，牛蒡子（炒香）、甘草（炙）各 9 克，马兜铃（焙）15 克，杏仁（去皮、尖，炒）7 个，糯米（炒）30 克，共研为细末，每服 3 ~ 6 克，水一盏，煎至 6 分，饭后温服。

龙眼肉

别名：龙眼、益智、桂圆、荔枝奴、亚荔枝、圆眼、元眼肉、龙眼干

《本草纲目》记载龙眼肉："开胃益脾，补虚长智。"

性味归经

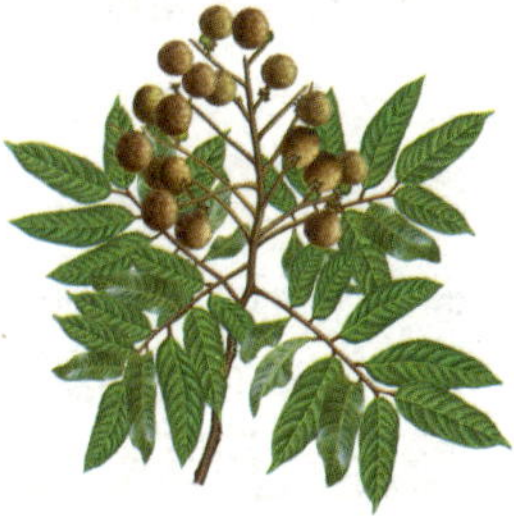

甘，温。归心、脾经。

传统功用

补益心脾，养血安神：用于心脾两虚、气血亏虚之惊悸、失眠、健忘、食少倦怠及妇女崩漏出血等。

用量用法

煎服，10 ~ 25 克。湿滞中满或有痰火者忌服。

应用指南

治疗失眠

龙眼肉 10 克，莲子 50 克，大枣 20 枚，水煎后加糖少许食用。

治疗神经衰弱

龙眼肉、芡实各 20 克，糯米 100 克，酸枣仁 15 克，煎汁去渣，共煮成粥，食用时调入蜂蜜 30 克，早、晚服食；糖尿病患者慎服。

药材性状

龙眼假种皮为不规则块片，常黏结成团，长 1 ~ 1.5 厘米，宽 1 ~ 3.5 厘米，厚约 1 毫米；黄棕色至棕色，半透明。外表面皱缩不平；内表面光亮，有细纵纹。质柔润，有黏性。气微香；味甜。

百合

别名：蒜脑薯、白百合

《上海常用中草药》记载百合："治干咳久咳，热病后虚热，烦躁不安。"

性味归经

甘，微寒。归肺、心经。

传统功用

❶ 润肺养阴：用于肺热久咳、痰中带血、劳热咯血等。

❷ 清心安神：用于热病之后、余热未清、虚烦不安、失眠多梦等。

用量用法

煎服，6 ~ 12 克。

应用指南

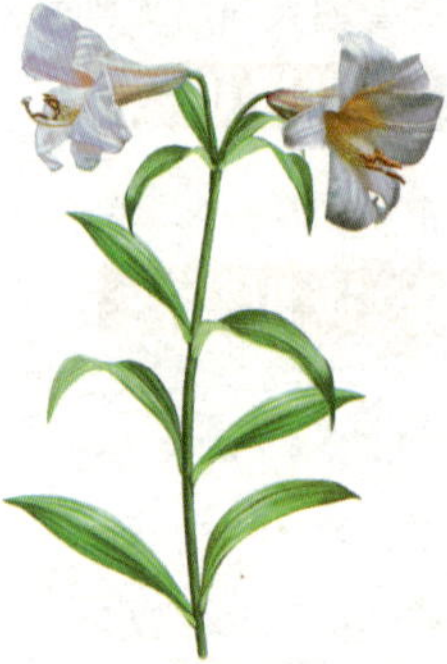

治疗咳嗽不已，或痰中有血

百合（焙，蒸）、款冬花各等份，共研为细末，炼蜜为丸，如龙眼大，每服一丸，饭后临卧前细嚼，姜汤咽下，嚼化尤佳。

治疗支气管扩张、咯血

百合 60 克，白及 120 克，蛤粉 60 克，百部 30 克，共研为细末，炼蜜为丸，每丸重 6 克，每次一丸，每日 3 次。

药理作用

增强免疫功能；镇静，催眠；镇咳，平喘，祛痰；抗应激性损伤等。

麦冬

别名：麦门冬、寸冬、沿阶草

《本草纲目》记载麦冬："去心热，止烦热，寒热体劳，下痰饮。"

性味归经

甘、微苦，微寒。归心、肺、胃经。

传统功用

❶ 清心除烦：用于温病邪热入营、身热夜甚、烦躁不安、热伤气阴、心烦口渴、汗出体倦、心阴不足、心烦不眠、舌红少苔。

❷ 养阴润肺：用于阴虚肺燥、干咳、燥咳、劳热咯血等。

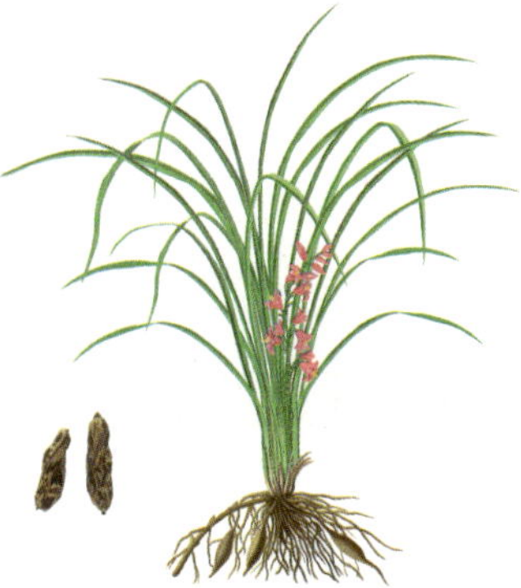

用量用法

煎服，6 ~ 12 克。

应用指南

治疗慢性胃炎

麦冬 15 克，太子参 15 克，制半夏 7.5 克，柴胡 6 克，生白芍药 10 克，炒栀子 7.5 克，牡丹皮 7.5 克，青皮 10 克，丹参 15 克，甘草 6 克，水煎服。

治疗骨蒸肺痿、四肢烦热、不思饮食、口干渴

麦冬（去心，焙）、地骨皮各 150 克。上 2 味粗捣筛，每服 5 ~ 10 克，以水 400 毫升，煎麦冬 20 克，至水剩 300 毫升，去麦冬入地骨皮，煎至水剩 200 毫升，去渣，分 2 次温服，空腹、饭后各服一次。

黄精

别名：萎蕤、野生姜、山生姜、土灵芝、老虎姜、鸡头参

《本草纲目》记载黄精："补诸虚，止寒热，填精髓。"

性味归经

甘，平。归脾、肺、肾经。

传统功用

❶ **润肺滋阴**：用于肺阴不足、肺虚燥咳等。

❷ **补脾益气**：用于脾胃虚弱、食少纳呆、口干纳少、舌红便秘等。

❸ **补肾益精**：用于肾虚精亏、腰酸、头晕、足软无力等；还可用于消渴属气阴两虚者。

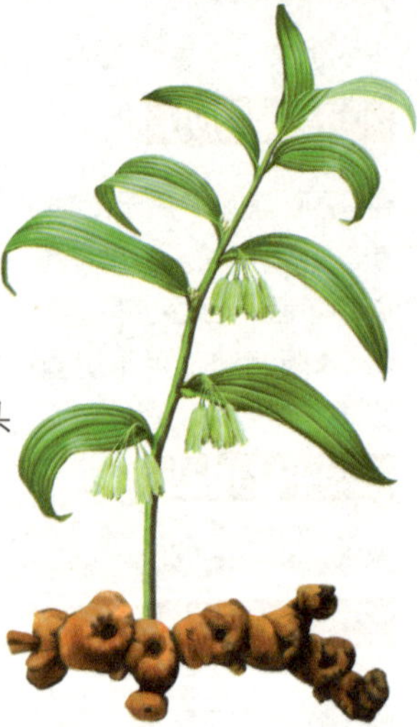

用量用法

煎服，9 ~ 15 克。脾虚有湿，中寒便溏者忌用。

应用指南

✤治疗胃热口渴

黄精 18 克，熟地黄、山药各 15 克，天花粉、麦冬各 12 克，水煎服。

✤治疗精气不足

枸杞子（冬采者佳）、黄精各等份，捣为末，炼制蜜丸，如梧桐子大，每服 50 丸，温水送服。

鳖甲

别名：上甲、鳖壳、甲鱼壳、团鱼壳、团鱼盖、团鱼甲

《本草纲目》记载鳖甲："除老疟、疟母，阴毒腹痛，劳复，食复，斑痘烦喘，小儿惊痫，妇人经脉不通，难产，产后阴脱，丈夫阴疮，石淋，敛溃痈。"

性味归经

咸，寒。归肝、肾经。

传统功用

❶ **滋阴潜阳，退热除蒸**：用于肝肾阴虚、肝阳上亢、眩晕头痛，阴虚火旺、骨蒸劳热、盗汗，热病伤阴、余热不尽、夜热早凉，或热病伤阴、虚风内动。

❷ **软坚散结**：用于瘀血经闭、癥瘕积聚、久疟、疟母等。

用量用法

煎服，9～24克，捣碎，先煎。脾胃虚寒者慎服。

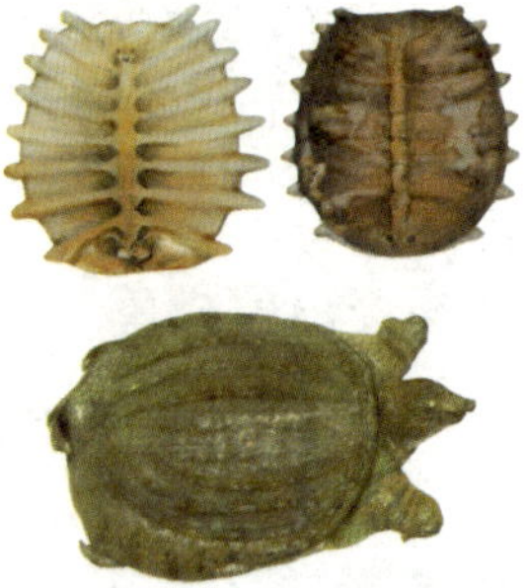

应用指南

治疗阴虚潮热

鳖甲、地骨皮、柴胡各30克，秦艽、当归、知母各15克，捣散，为秦艽鳖甲散，加青蒿5叶，乌梅少许，水煎服。

治疗癥瘕血结

鳖甲30克，大黄（酒拌炒）15克，琥珀末9克，鳖甲汤泡洗净，米醋浸一宿，火上炙干，再浸再炙，以甲酥为度，研极细末，再与其他药研匀，每服6克，温开水调服。

附录

老中医推荐的11味美人养生本草

想做美丽女人就要学会保养。因此在茶余饭后，闲来无事的时候，你不妨倾听来自《本草纲目》的声音，在轻松愉悦中掌握容颜养护之道。

食色天香，真正的美容大师是本草，以养生真经《本草纲目》为依据，从女性健康常见问题着手，用最简单的日常生活食材就可以成就美人的养生之效。

银耳
肤如凝脂的秘密

银耳具有润肺生津、滋阴养胃、益气安神、强心健脑等功效，有“菌中之冠”的美誉，含有丰富的蛋白质、维生素等，长期服用可以润肤，并有去除脸部黄褐斑、雀斑的功效。

美人本草经

银耳羹：银耳25克，红枣5颗，枸杞子、冰糖各适量。银耳、枸杞子、红枣均洗净，连同冰糖放入锅中煮至熟烂即可。

枸杞子
滋润美白似神草

枸杞子具有延缓衰老、抗脂肪肝、调节血脂和血糖、促进造血功能等作用，有美白皮肤的功效。

美人本草经

枸杞肉丝：枸杞子20克，猪瘦肉丝250克，葱丝、盐、味精、植物油各适量。锅中倒植物油烧热，炒香葱丝，放入肉丝翻炒片刻，再放入枸杞子，炒至肉丝熟，加盐、味精调味即可。

白及
除皱去垢有神效

白及气味冲淡和平，有补肺、止血、消肿、生肌、敛疮等功效，能滋养肌肤，除皱去垢，尤其适合皮肤皲裂者食用。

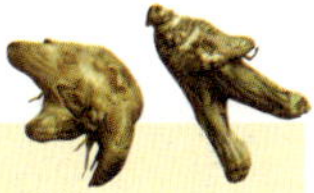

美人本草经

煎服，每次6～15克；研粉吞服3～6克。外用适量。

山药
素颜润色健脾胃

山药别名怀山药、淮山药，有固肾益精、聪耳明目、助五脏、强筋骨、长志安神、延年益寿等功效。山药含有大量的黏液蛋白、维生素及微量元素，能补脾气而益胃阴，在许多抗衰老方剂中常配伍山药应用。

美人本草经

好的山药外皮无伤，带黏液，断层雪白，黏液多，水分少。皮可鲜炒，或晒干煎汤、煮粥。通常食用时宜去皮，以免产生麻、刺等异常口感。

灵芝
美容明目的仙草

灵芝是多孔菌科植物赤芝或紫芝的子实体，素有“仙草”“瑞草”之称，为滋补强壮、固本扶正的珍贵中草药，能显著促进细胞核内DNA合成，可增加细胞的分裂代数，有明目美容的效果。

美人本草经

市场上常见的有灵芝孢子粉、灵芝超微粉及灵芝子实体。其中灵芝孢子粉疗效最佳，其保健功效是灵芝子实体的70倍。

旱莲草
乌须生发之妙药

搓揉其茎叶时，有黑色的汁液流出，所以又叫“墨旱莲”，具有补肾、益阴之功效。《本草纲目》说旱莲草能“乌髭发，益肾阴”。

美人本草经

眉毛脱落或眉毛稀疏的人用新鲜旱莲草捣烂绞汁，再以汁磨生铁，用此汁涂在两侧的眉弓骨部位，用手指蘸药汁反复揩擦，使药力渗透到眉毛的皮下。坚持数月效果好。

黑芝麻
润燥养发，延缓衰老

黑芝麻是胡麻科芝麻的干燥成熟种子。由于其神奇的药效，一度被誉为仙方、仙药，在乌发养颜方面具有良好功效。

美人本草经

黑芝麻和抗氧化、抗衰老的绿茶相搭配，可强身健体，保存机体活力，美发固齿。

珍珠
促进肌肤细胞再生

珍珠粉具有安神定惊、明目去翳、解毒生肌等功效，在抗皮肤氧化、延缓衰老、去斑美白、补充钙质等方面具有独特的作用，是女性美容养颜的传统必备佳品。

美人本草经

珍珠绿茶：珍珠粉10克，绿茶3克。绿茶放入茶壶中，冲入沸水后，加盖闷泡3分钟，茶叶滤去，加入珍珠粉调匀饮用即可。

葛根
塑造完美胸形

葛根又名葛条、粉葛、甘葛、葛藤，所含的葛根黄酮有防癌、抗癌和提高雌激素的作用，丰胸、养颜的功效显著，可以防止胸部下垂，塑造完美胸形。

美人本草经

女性美容一般服用成品葛根粉，或入饭为食，如葛粉粥。葛根粉是从野生葛根中提取淀粉制成的营养食品。

黄芪
补脾气之良药

黄芪对五脏皆有补养作用，补气固表功效尤佳，故有“补气诸药之最”之称。黄芪适合面部肌肤缺乏光泽、下肢容易肿胀、易出汗、遇风冷易过敏的人服用。

美人本草经

黄芪片用麸炒至深黄色，筛出凉凉入药，健脾和胃功效增强。蜜黄芪为黄芪片用蜂蜜拌匀，炒至不黏手时，取出摊晾，而后入药，补气润肺功效增强。

菊花
留住青春的驻颜灵丹

菊花具有平肝明目、除烦去躁、散风清热的功能，具有极强的抗病原微生物的功效，可延缓衰老、抗心肌缺血。

美人本草经

菊花中疗效最好的品种是杭白菊。冲泡菊花茶或做菊花粥都是很好的选择。

图书在版编目(CIP)数据

居家必备 保健必知的100种国药常识/李兴广编著.—太原：山西科学技术出版社，2015.5（2025.2重印）

(国医养生堂)

ISBN 978-7-5377-5093-6

Ⅰ.①居… Ⅱ.①李… Ⅲ.①中草药-基本知识 Ⅳ.①R2

中国版本图书馆CIP数据核字（2015）第071145号

国医养生堂 居家必备 保健必知的100种国药常识

出 版 人：阎文凯　　助理编辑：刘 菲

编 著：李兴广　　文图编辑：冷寒风

责任编辑：郝志岗　　装帧设计：阮剑锋 王道琴

出版发行：山西出版传媒集团·山西科学技术出版社

地址：太原市建设南路21号 邮编：030012

编辑部电话：0351-4922072

发行电话：0351-4922121

经 销：各地新华书店

印 刷：文畅阁印刷有限公司

开 本：889毫米×1194毫米 1/32

印 张：3

字 数：80千字

版 次：2015年5月第1版

印 次：2025年2月第2次印刷

书 号：ISBN 978-7-5377-5093-6

定 价：12.00元